Michael Lesch
mit Helmut-Maria Glogger

Ein Jahr Hölle

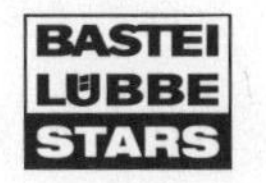

BASTEI LÜBBE STARS
Band 77243

Vollständige Taschenbuchausgabe

Bastei Lübbe Stars in der Verlagsgruppe Lübbe

Titelbild: © Leuchtenbrink
Umschlaggestaltung: Marina Boda
Satz: Textverarbeitung Garbe, Köln
Druck und Verarbeitung: Ebner & Spiegel GmbH, Ulm
Printed in Germany, Februar 2008
ISBN 978-3-404-77243-8

Sie finden uns im Internet unter
www.luebbe.de
Bitte beachten Sie auch: www.lesejury.de

Der Preis dieses Bandes versteht sich einschließlich
der gesetzlichen Mehrwertsteuer.

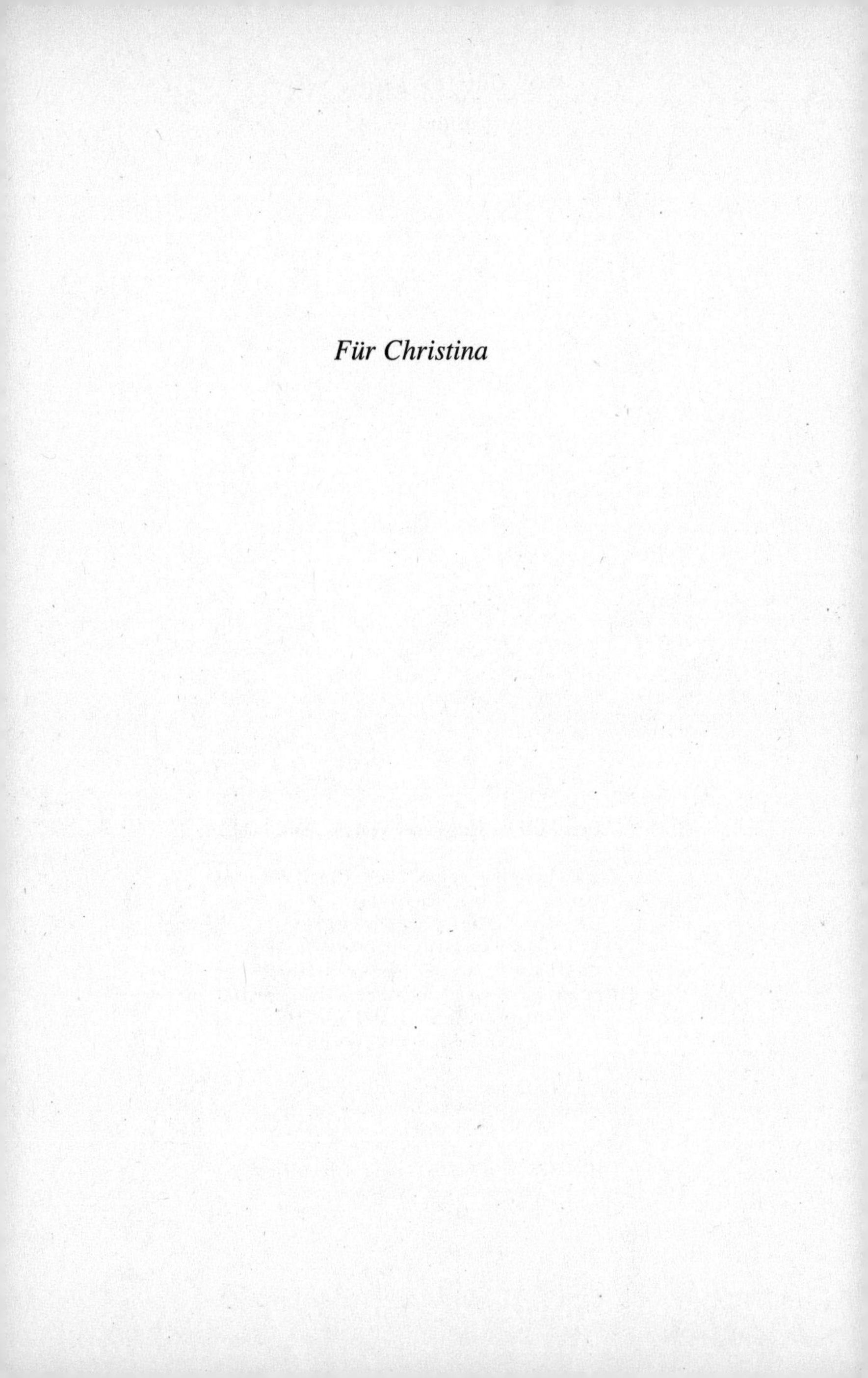

Für Christina

Nun, o Unsterblichkeit, bist du ganz mein!
Du strahlst mir, durch die Binde meiner Augen,
Mir Glanz der tausendfachen Sonne zu!
Es wachsen Flügel mir an beiden Schultern,
Durch stille Ätherräume schwingt mein Geist;
Und wie ein Schiff, vom Hauch des Winds entführt,
Die muntre Hafenstadt versinken sieht,
So geht mir dämmernd alles Leben unter:
Und jetzt liegt Nebel alles unter mir.

Heinrich von Kleist: »Der Prinz von Homburg«

STATT EINES VORWORTS

Warum ist es gerade die Nachricht von der Krankheit eines jungen, amerikanischen Golfers, die mich so seltsam anrührt?

Natürlich ist das Golfspielen neben meinem Beruf als Schauspieler meine große Leidenschaft, aber Schlagzeilen über Krankheit und Tod bekannter Sportler oder Künstler gehören doch zu unserem Alltag!

Also warum gerade diese Nachricht?

Ist es möglich, dass mich gerade diese Meldung deshalb so berührt, weil mein Unterbewusstsein die Parallelität des Schicksals schon erahnen kann?

Es war ein heißer, träger Sonntagmorgen in Toledo, im US-Bundesstaat Ohio – so ein typischer Augusttag. Für den 33 Jahre jungen Golfprofi Paul Azinger aber kann dieser Tag der aufregendste seines Lebens werden.

Paul war in Toledo, um Golf zu spielen. Vier Tage lang versammelten sich die besten Golfer der Welt im Inverness Club zur PGA-Championship. Zusammen mit dem Master's in Augusta, den British Open und den US-Open ist dieses Turnier das wichtigste in der gesamten Welt des Golfsports.

Dabei sind die Regeln ganz einfach: Jeden Tag spielt man 18 Loch. Und der, der nach vier Tagen die wenigsten Schläge benötigt hat, um den weißen Ball in die kleinen Löcher zu bugsieren, der gewinnt.

Es war der vierte, der entscheidende Tag in Toledo. Der Australier Greg Norman führte nach drei Runden beziehungsweise 54 Loch. Nur einen Schlag entfernt von Norman lag Paul Azinger, der charmante, witzige Profi, den seine Freunde weltweit nur »Zinger« nannten.

Zinger war der beste junge Golfer aller Zeiten: Er gewann jedes Jahr mindestens ein großes Turnier. Er war der jüngste Golfer unter den Top Ten, verdiente Millionen – und war ein stets austrainierter, lachender Superstar.

In seinem tiefroten Poloshirt mit dem aufgesetzten schwarzen Kragen fühlte sich Paul in der Form seines Lebens. Und er ahnte: Heute würde die Welt ihm gehören. Aber eine seltsame Müdigkeit belastete ihn, ein ungeahnter Stress – ach, was: Das gehört zu einem so hochkarätigen Golfturnier einfach dazu.

Das Loch Nr. 18 war ein Par 4. Das heißt: Der Spieler muss den Ball in nur vier Schlägen im Loch versenken.

Paul und sein Gegner Greg Norman waren jetzt schlaggleich. Und Paul schlug – obwohl er sich seltsam fühlte – besser ab als sein Rivale: Greg schlug den Ball ins »Rough«, das ist der ungemähte Teil des Rasens links und rechts von jedem Fairway, der Spielbahn des Golfplatzes.

Paul schlug besser, weiter und mitten auf das Fairway ab. Das Publikum – rund 10 000 Menschen – applaudierte. Dann machte Norman einen Wunderschlag aus dem Rough und legte den Ball aufs Grün – zehn Meter vor das Loch. Alle hielten den Atem an.

Paul schwingt locker wie immer drei- bis viermal durch. Irgendwie hat er ein komisches Gefühl in der Schulter. Dann wippt er leicht, senkt seinen Kopf in tiefer Konzentration, trifft den Ball millimetergenau, hört wie ein Pianist, dass er den richtigen Ton getroffen hat – und Pauls Ball landet nur drei Meter vor dem Loch.

Jetzt muss Norman putten. Das heißt: Er muss versuchen, mit dem so genannten Putter den Ball in einer leichten Linkskurve ins Loch zu bringen. Doch Norman schafft es nicht. Sein Ball rollt wunderbar auf das Ziel zu, doch er hat nicht genug Geschwindigkeit. Der Ball bleibt etwa anderthalb Meter vor dem Loch liegen.

Die Zuschauer halten den Atem an. Sie wissen: Wenn dieser junge, wie ein Hollywoodstar aussehende Paul Azinger jetzt seinen Ball versenkt, ist er der große Held. Dann ist er der neue Weltstar der gesamten Golfgemeinde, egal ob Japaner, Amerikaner, Deutscher, Brite oder Franzose.

Jetzt ist Paul an der Reihe. Komisch, wieder hat er dieses seltsame Gefühl in seiner Schulter. Er wippt es aus, umfasst seinen Putter erst leicht, dann mit festem Griff – und sein Ball läuft und läuft und läuft. Und gibt seinen Lauf wenige Millimeter vor dem Loch auf.

Paul lächelt, reißt kurz seine Schultern zusammen, und versenkt den Ball ins Loch.

Atemlose Stille über dem Platz. Jetzt muss Greg Norman seinen Putt versenken, um mit Paul ins Stechen zu kommen.

Norman wirft seinen Kopf zurück, blickt in den verschwitzten Himmel, dann tippt er den Ball an. Und der Ball rast auf das Loch zu. Der Ball kippt die letzten Grashalme um, sinkt ins Loch – und springt wieder heraus. Und bleibt wenige Zentimeter davor liegen!

Das Publikum rast. Enthemmt springen Mädchen, Frauen hoch und schreien: »Zinger, Zinger.«

Paul Azinger hat gewonnen. Er ist der neue Star, der große Held, der »Charming Boy«. der Gewinner der PGA-Championship.

Wenige Minuten später ist Paul Azinger der Star in den nationalen US-Nachrichten, ist Ehrengast in der Sunday-Talkshow.

Und Paul Azinger sagt: »Es ist ein Traum. Aber der wirkliche Traum ist, gesund zu bleiben und noch eine lange Karriere als Golfer zu haben.«

Es war der Tag des größten Sieges im Leben von Paul Azinger.

Es war der Tag des totalen Triumphes.

Es war der Tag, an dem Paul Azinger nicht ahnte, dass das Zucken, Murren und Gurren in der Schulter Vorboten für eine grausame Zeit waren: Paul Azinger hatte Krebs!

Warum erzähle ich diese Geschichte?

Weil ich in den Tagen meiner größten beruflichen Erfolge die drei Worte hörte: »Sie haben Krebs!«

NOVEMBER 1999

November 1999
Ich hasse diesen Monat

Ich hasse den Herbst, ich hasse die Feuchtigkeit, ich hasse die Kälte, ich hasse den Winter. Deutschland wird jetzt Monate in Dunkelhaft liegen.

Der November 1999 ist verregnet, stürmisch und kalt – und mein verhasster Monat wird mir in der nächsten Zeit keine sonnigen Tage mehr bescheren, sondern gleich ein ganzes Jahr Dunkelhaft.

Ende Oktober hatte ich von der Filmproduktion erfahren, dass der »Fahnder« eine neue Redakteurin bekommen hatte. Diese Redakteurin wollte das erfolgreiche Konzept, das die Produktionsfirma und ich zusammen ersonnen hatten und das stark meine Handschrift trug, verändern. Dazu war ich nicht bereit!

Wie immer in solchen Fällen ist es das Beste für beide Seiten, sich still und anständig zu trennen. Aber wie trennt man sich von einem Serienhelden? Ganz einfach – man lässt ihn sterben.

Ich drehte also die letzten drei Folgen in dem Wissen, dass am Ende laut Drehbuch der »Fahnder« Martin Riemann alias Michael Lesch erschossen werden wird.

Wirklich trübe Aussichten!

Anfang November will ich meiner Lebensgefährtin Christina und mir noch etwas Sonne schenken. Wir düsen für drei Tage schnell nach Portugal, zu den »Vila Vita Open«, einem Golfturnier, an dem auch unser deutscher Superstar Bernhard Langer teilnimmt. Es ist ein Turnier, bei dem man – wenn man Glück hat, ausgelost zu werden – auch mit Langer spielen kann.

Im November hatte ich noch nie Glück.

Ich wurde Langer nicht zugelost, spielte aber immerhin so gut, dass ich den 2. Platz in der A-Klasse belegte.

Unser Rückflug war für Dienstag gebucht. Ich musste ab Mittwoch, den 3. November, wieder drehen. Und das 14 Tage ohne Unterbrechung. Noch war ich schließlich der »Fahnder«.

Montagabend saß ich kurz vor der Siegerehrung mit Manfred Thomas, Manager bei Olimar, einem Golfreiseunternehmen, zusammen, und er fragte mich: »Und, wann fliegst du zurück, Michael?«

»Morgen. Ich muss ja übermorgen vor der Kamera stehen!«

»Und wie fliegst du zurück?«

»Mit LTU.«

»Michael! Morgen geht hier kein Charter-Flieger raus!«

»Das kann nicht sein! Ich hab's doch so gebucht. Und ich muss zurück! Unbedingt!«

Der November begann mal wieder hervorragend. Tatsächlich war ich nicht für den Dienstag gebucht, sondern erst für Mittwoch. Da aber sollte ich nicht in Portugal oder einem Flugzeug sitzen, sondern in Köln vor der Kamera stehen.

Wie gut, dass man Freunde hat. Manfred Thomas griff sich sofort sein Handy und schaffte es irgendwie, mir einen Rückflug per Linie für den nächsten Morgen zu arrangieren.

Typisch November! Der Flug war teuer. Und es war anstrengend, morgens um 6.00 Uhr von Faro nach Lissabon zu fliegen, von Lissabon nach Frankfurt und dann von Frankfurt nach Köln. Um dort müde und genervt um 22.00 Uhr endlich die Haustür aufsperren zu können.

Egal. Ich war rechtzeitig am Drehort. Ohne eine Konventionalstrafe zahlen zu müssen. Denn das ist ein Gesetz unserer Branche: Wenn ein Schauspieler aus eigenem Verschulden einen Drehtag platzen lässt, kann ihn die Produktionsfirma dafür haftbar machen. Dann muss er zahlen – und das sind Summen im fünf- bis sechsstelligen Bereich.

Noch mal Glück gehabt!

Glück gehabt? Dass ich nicht lache!

Ich drehte wie ein Besessener an den letzten drei Folgen als »Fahnder«.

Nach acht Drehtagen in diesem trüben, nasskalten Köln machten meine Stimmbänder schlapp.

Ich hatte eine Stimmband-Entzündung.

Also fuhr ich abends nach Drehschluss schnell zu meinem Freund Dr. Gerhard Onnebrink, meinem Hals-Nasen-Ohren-Arzt nach Schwerte.

Gerhard, groß und kräftig gebaut, ist ein zurückhaltender, eher stiller Mensch. Seine Frau Brigitte, eine gebürtige Französin, wirkt eher zierlich und ist sehr temperamentvoll. Wir hatten uns Anfang der neunziger Jahre auf Mallorca kennen gelernt und schnell unsere gemeinsame Liebe zu gutem Essen und Trinken entdeckt.

Aber auch in seiner Eigenschaft als Arzt hatte mir Gerhard in den letzten Jahren des Öfteren geholfen. So hatte er meine Nasenscheidewände operiert und später einen gutartigen Tumor an meinem Kehlkopf entfernt.

Gerhard untersuchte mich und verschrieb mir Antibiotika.

Am Samstag, den 13. November, flogen Christina und ich noch kurz zur Bambi-Verleihung nach Berlin. Da hielt ich den ganzen Abend meinen Mund. Ich musste ja meine Stimmbänder schonen!

Eigentlich fühlte ich mich nicht schlecht.

Aber irgendetwas war anders als sonst.

Egal: Es konnte ja nur die Stimmband-Entzündung sein. Was sonst schon?

Dann drehe ich halt mit einer etwas dünneren Stimme.

19. November 1999
Dieser Tag im November, den ich nie vergessen werde

Ich hatte drehfrei. Christina und ich hatten beschlossen, diesen Tag zu nutzen, um endlich alle Papiere zu besorgen, die wir für unsere Hochzeit brauchten. So fuhren wir nach Solingen, in meine Heimatstadt, um den leidigen Papierkram endlich hinter uns zu bringen. Schließlich wollten wir ja in wenigen Wochen in Florida heiraten.

Die Friedensrichterin in Palm Beach war bereits für den 27. Dezember bestellt.

Alles war bestens geplant.

Nachdem wir alle Papiere in der Tasche hatten, sagte ich: »Weißt du was, Christina, lass uns doch schnell noch zu Gerd fahren. Der soll noch mal in meinen Hals gucken, was da los ist. Diese verdammte Entzündung will nicht abklingen.«

Und so fuhren wir schnell nach Schwerte.

Gerd untersuchte mich.

»Ja, Michael, die Entzündung hat sich verschlimmert …«

»Du weißt, dass ich den »Fahnder« abdrehen muss …«

»Michael! Du drehst jetzt erst mal gar nichts ab! Du musst wirklich ins Bett und dich schonen – vor allem deine Stimmbänder.«

Das kannte ich doch. Das hatte ich doch schon mitgemacht: Nichts reden, alles nur aufschreiben.

Gerhard verschrieb mir erneut Penicillin und beschwor Christina: »Und du versprichst mir, dass Michael sich daheim sofort ins Bett legt und das gesamte Wochenende über keinen Ton mehr spricht!«

Schon auf der Rückfahrt von Schwerte nach Köln fühlte ich mich im Auto schlecht. Irgendwie so schummerig, so schwammig!

Ich schaffte es mit viel Mühe und Selbstüberwindung gerade noch in unsere Wohnung.

Von einer Sekunde auf die andere überfielen mich dann Fieberschübe. Fieberschübe bis 41,5 Grad. Gleichzeitig packten mich Schüttelfrostanfälle. Ich konnte meine Glieder, meine Gelenke nicht mehr kontrollieren, meine Muskeln zuckten und ruckten.

Es war grauenhaft, furchtbar.

Schließlich rief Christina den Notarzt. Als der kam, war ich nur noch ein Häuflein Elend. Die Fieberschübe und die Schüttelfrostanfälle raubten mir jede Kraft.

Der Arzt untersuchte mich kurz, aber gründlich. Dann schüttelte er den Kopf: »Das muss schnellstens genau abgeklärt werden! Möglicherweise ein Herzinfarkt. Ab in die Klinik.«

Sofort rief er über sein Handy einen Notarztwagen, der mich dann wenige Minuten später in das Elisabeth-Krankenhaus in Köln einlieferte.

Tagebucheintrag Christina

Kalt und regnerisch ist es an diesem Vormittag.

Aber das stört uns nicht. Denn wir sind auf dem Weg zum Standesamt, um die nötigen Dokumente für die Hochzeit zu besorgen.

Wir machen unsere Späße, denn nach so vielen gemeinsamen Jahren reichen die meisten Paare schon wieder die Scheidung ein. Ja, es hat schon eine Weile gedauert, mit allen Irrungen und Wirrungen. Aber nun soll der 27. Dezember in Florida der Tag unserer Hochzeit sein.

Es war ein hartes Jahr der Dreharbeiten zum »Fahnder«. Und meine Schauspielagentur erforderte vollen Einsatz. Aber wir freuen uns jetzt wie die Kinder auf den Urlaub.

Die Tickets liegen auf dem Schreibtisch. Anfang Dezember ein paar Tage Dubai und am ersten Weihnachtstag in die Staaten. Drei Wochen Sonne und natürlich golfen, golfen, golfen.

Am Nachmittag fahren wir zu unserem Freund Gerhard nach Schwerte. Michaels Stimmband-Entzündung will nicht abklingen, obwohl er schon eine Ladung Antibiotika bekommen hatte.

Der Doc ist nicht begeistert, als Michael ihn um eine weitere Packung Antibiotika bittet. Er muss versprechen, das ganze Wochenende im Bett zu bleiben.

Er hat noch zehn Drehtage, und er möchte natürlich fit sein.

Danach kann er sich ja im Urlaub ausreichend erholen.

Die erste Tablette nimmt Michael noch in der Praxis. Dann machen wir uns auf den Heimweg.

Mir fällt auf, dass Michael sehr häufig das Autofenster öffnet. Ich denke mir aber nicht so viel dabei.

Zu Hause angekommen, geht Michael gleich ins Bett. Er sieht schrecklich aus. Und bekommt innerhalb weniger Minuten Schüttelfrost.

Das Fieber kommt rasant.

Ich rufe den Notarzt.

Mit Verdacht auf einen Herzinfarkt bringen sie ihn in die Klinik.

Er wird gründlich untersucht und geröntgt.

Der Verdacht auf einen Infarkt bestätigt sich nicht.

Michael bekommt Medikamente für die Nacht.

Ich fahre einigermaßen beruhigt nach Hause.

Gott sei Dank nichts Schlimmes.

Kein Infarkt.

20. November 1999
Krebs!

Ich lag also im Krankenhaus. Nicht mehr auf der Notfallstation, sondern in einem schönen Zimmer. Erst später erfuhr ich, dass genau in diesem Zimmer ein Jahr zuvor die Kölner Schauspieler-Legende Willy Millowitsch gestorben war.

Ich weiß noch genau, dass ich gerade auf die Uhr sah, als sich die Tür öffnete und ganze Heerscharen von Ärzten und Krankenschwestern hereinkamen und sich in ihren weißen Kitteln um mein Krankenbett postierten.

Ein kleiner, weißhaariger Mann nahm mein Krankenblatt, sah mich an und stellte sich dann kurz vor: »Lieber Herr Lesch, ich bin Professor Schoenemann, der leitende Chefarzt. Wie geht es Ihnen?«

Was sollte ich dem Chefarzt schon antworten? Ich krächzte etwas von: »Ging schon mal besser ...«

Dann sagte der Professor: »Sie haben eine verschleppte Lungenentzündung. Sie bleiben jetzt zur Behandlung ein paar Tage bei uns auf der Station. Dann müssten wir die Sache eigentlich im Griff haben. Aber da ist noch etwas anderes ...«

In diesem Moment wurde es unruhig in meinem Zimmer. Christina tauchte im Türrahmen auf und wurde von einer eifrigen Krankenschwester sofort wieder aus dem Zimmer geschoben.

»Was soll das?«, fragte ich Professor Schoenemann.

Der Chefarzt blickte mir fest in die Augen: »Wie gesagt, Herr Lesch, die Lungenentzündung werden wir in wenigen Tagen in den Griff bekommen. Aber wir haben bei Ihnen noch etwas anderes entdeckt.« Er zeigte auf einen jungen Assistenzarzt. »Dieser junge Kollege hier hat sich Ihren Röntgenthorax ganz genau angeschaut. Und er hat ...«

»Was haben Sie entdeckt, Herr Professor?«

Er räusperte sich, als habe er jetzt Probleme mit den Stimmbändern: »Sie haben Lymphknoten im Brustbereich, die in Anzahl und Größe da nicht hingehören.«

»Was heißt das auf gut Deutsch?«

Professor Schoenemann sah mir offen ins Gesicht: »Herr Lesch, meiner Ansicht nach haben Sie Morbus Hodgkin, eine bösartige tumorhafte Lymphknotenerkrankung. Im Volksmund wird diese Krankheit auch fälschlicherweise als Lymphknotenkrebs bezeichnet.«

In dieser Sekunde fiel mir das Schicksal von Paul Azinger ein.

Ich sagte zu Professor Schoenemann: »Könnte ich mit meiner Lebensgefährtin unter vier Augen sprechen?«

Zwei Minuten später waren wir unter uns.

»Liebling«, sagte ich zu Christina, »Professor Schoenemann glaubt, dass ich an einer Form von Lymphknotenkrebs leide.«

Christina fing an zu weinen. Ich nahm sie in den Arm.

Später, als Christina gegangen war, wurde ich zu weiteren Untersuchungen abgeholt.

Krebs!

Ich liege ganz still in meinem Krankenbett. Ich liege einfach da und starre an die weiß getünchte Decke des alten, ehrwürdigen Kölner Krankenhauses.

Krebs!

Und doch geschah etwas Seltsames in mir. Als Professor Schoenemann mir seine Vermutung mitteilte: »Herr Lesch, ich glaube, Sie haben Morbus Hodgkin«, war mein erster Gedanke: Das hat Paul Azinger auch gehabt. Azinger war damals 33 Jahre alt, als er von einer Sekunde auf die andere die Diagnose erfuhr: Krebs! Morbus Hodgkin.

Azinger hat den Krebs innerhalb von zwei Jahren total besiegt. Mit Chemotherapie.

Chemotherapie. Auch so ein verdammtes Wort.

»Egal, Michael«, schoss es mir durch den Kopf. »Egal was auch passiert: Was Paul Azinger geschafft hat, das schaffst du auch. Verdammt noch mal, Michael, das schaffst du!«

Später betrat Professor Schoenemann erneut mein Krankenzimmer, um mit mir die nächsten Schritte zu besprechen.

»Lieber Herr Lesch«, sagt er, »die weiteren Untersuchungen von heute Morgen haben ergeben, dass Sie auch Tumore im Hals-Schulter-Bereich und im Bauchraum haben.«

Ich war geschockt. Trotzdem dachte ich zuerst an meinen Beruf.

»Herr Professor«, sagte ich, »bitte verstehen Sie mich. Das alles muss absolut geheim bleiben. Ich muss einfach weiterdrehen. Ich muss meinen »Fahnder« zu Ende bringen. Ich muss das noch durchstehen. Egal wie. Ich muss. Und danach können Sie alles mit mir machen, was Sie wollen.«

Ganz ernst sagt der Professor: »Herr Lesch. Sie kennen jetzt meinen Verdacht. Sollte er sich bestätigen, dürfen wir keine Zeit mehr verlieren! Dann zählt jeder Tag.«

»Was schlagen Sie vor?«

»Na ja. Sie bleiben jetzt erst mal bei uns hier in der Klinik und kurieren Ihre Lungenentzündung aus. Donnerstag schicke ich Sie dann in eine Spezialklinik nach Wuppertal. Da wird man mit einer Sonde, die durch die Speiseröhre eingeführt wird, einen Eingriff in Ihr Medastinum, den oberen Brustbereich, vornehmen. Man wird eine Gewebeprobe aus einem der Lymphknoten entnehmen. Und wenn wir dann den Laborbefund haben, wissen wir, ob meine Vermutung zutreffend ist.«

»Wie lange dauert denn so eine Laboruntersuchung?«

»Nun, mit zirka zehn Tagen müssen Sie schon rechnen.«

Was passiert eigentlich mit mir?

Meine Kollegen drehen gerade draußen große, neue Serien. Ich will auch große, neue Filme drehen. Es kann doch noch nicht zu Ende sein!

Kann die Welt nicht stehen bleiben?

Kann ich die Uhr nicht zurückdrehen?

Für Krebs habe ich doch gar keinen Platz in meinem Leben!

Dann bitte ich nochmals den Professor: »Kein Wort darf nach außen dringen. Kein Wort.«

Ich wollte alles unter Kontrolle behalten. Ich wollte … ach was … ich wollte … es waren einfach grausame, furchtbare Gedanken, die mir kreuz und quer durch meinen sonst so aufgeräumten Kopf schossen.

Tagebucheintrag Christina

Als ich heute Morgen in das Krankenzimmer komme, versperrt mir eine Schwester den Zutritt. Ärzte stehen um Michaels Bett, und sie haben alle sehr betretene Gesichter. Ich bekomme Angst, und mir wird mit einem Mal ganz übel.

Man hat auf dem Röntgenbild Tumore entdeckt.

Das ist ein Irrtum und sonst nichts … alles andere lässt mein Verstand nicht zu.

Die Ärzte fragen nach Gewichtsverlust, Nachtschweiß, Appetitlosigkeit.

Nichts von dem trifft zu.

Also kann es doch gar nicht sein!

Professor Schoenemann drängt trotzdem auf die sofortige Entnahme einer Gewebeprobe. Selbstverständlich kann es sich auch um einen gutartigen Tumor handeln, aber das bezweifelt er.

Michael ist wahnsinnig gefasst.

Aber es ist wohl eher so eine Art Schockzustand.

Er spricht nur davon, dass er noch zehn Drehtage beim »Fahnder« hat.

Danach will er alle Untersuchungen machen lassen.

Professor Schoenemann ist total dagegen, denn sollte sich die Diagnose bestätigen, kann jeder Tag über Leben und Tod entscheiden.

Erst einmal muss in den nächsten Tagen die Lungenentzündung auskuriert werden. Ich habe viel im Büro zu tun. Aber das läuft mechanisch.

Ich bin wie betäubt.

Nur nicht daran denken, dass die Vermutung der Ärzte zutreffen könnte.

In den Nächten nehme ich jetzt Schlaftabletten … nur nicht daran denken … nur nicht daran denken …

25. November 1999
Gewebeprobe in Wuppertal

November. Ein Scheiß-Monat!

Trübe, verhangen, ein aussichtsloser Himmel.

Ich bin in Wuppertal. In der Spezialklinik.

Im Warteraum sitzt kein Mensch. Außer Christina und mir.

Die Tür öffnet sich, ein junger Arzt steckt seinen Kopf herein: »Herr Lesch? Okay, wir sind so weit. Sie können kommen!«

Es ist 9.00 Uhr. Ich ziehe mich in einem kleinen, fensterlosen Raum aus. Hänge die Hose auf den Haken, das Hemd, das Jackett, lege die Socken auf den kleinen Stuhl, stelle die Schuhe darunter. Dann bekomme ich wieder eines dieser OP-Hemden an. Vorne zu, hinten offen.

Ich schäme mich, wie ich so dastehe. So klein, so hilflos, in diesem Raum, in diesem Hemdchen.

»Wir sind so weit, Herr Lesch!«

Ich werde in den OP-Raum geführt. In der Mitte der OP-Tisch. Bereit für mich. Ich lege mich darauf.

»Verdammt noch mal«, denke ich, »die wievielte Operation ist das eigentlich in deinem Leben?«

Ich halte dem Arzt meinen linken Arm hin, nicke ihm zu: »Ich weiß, wie das geht …«

Mein Leben scheint mir eine muntere Abfolge von Operationen zu sein: Mit sechs Jahren wurde mir ein Leistenbruch operiert. Mit neun Jahren hatte ich einen Blinddarmdurchbruch, auf den eine Bauchhöhlenvereiterung folgte. Ich wurde zwei Mal operiert und musste vier Wochen im Krankenhaus bleiben. Die Sache stand so sehr auf der Kippe, dass ich sogar schon die Letzte Ölung erhielt. Es folgten Operationen an den Stimmbändern wegen Knotenbildung und zwei Eingriffe wegen eines komplizierten Schien- und Wadenbeinbruchs. Zweimal operierte mich Gerhard, einmal an den Nasenscheidewänden und einmal wegen eines gutartigen Kehlkopftumors, und dann hatte ich noch eine Operation wegen Darmverschluss. Alles in allem neun Eingriffe. Die Narben auf meinem Körper bilden eine interessante Landkarte.

Ungefähr eine Stunde später liege ich im Aufwachraum.

Christina wartet geduldig, bis ich mir meine Sachen angezogen habe. Ich bin von der Narkose noch völlig benebelt und alles geht im Zeitlupentempo. Ich kichere blödsinnig vor mich hin, und Christina schaut mich mehr als fragend an.

»Wahrscheinlich haben sie mir ein wenig Lachgas in die Narkose gemengt«, versuche ich mich zu entschuldigen.

»Findest du das komisch?«, fragt mich Christina.

»Ja!«

Aber auf unserer Rückfahrt nach Köln lässt die Wirkung der Betäubungsmittel nach, und ich bekomme starke Schmerzen. Ich kehre in die harte Realität zurück.

Tagebucheintrag Christina

Wir fahren nach Wuppertal, um die Gewebeprobe entnehmen zu lassen.

Unter einer leichten Betäubung gehen die Ärzte mit einer Sonde an den Tumor im oberen Brustbereich. Die Ergebnisse werden ungefähr zehn Tage auf sich warten lassen. Dann werden wir Gewissheit haben.

26. November 1999
Der »Fahnder« wartet

Es ist 6.00 Uhr morgens.

Mein Wecker klingelt.

Ich muss aufstehen. Ich muss um 7.30 Uhr vor der Kamera stehen. Ich muss … ich muss einfach!

Die Narkose von gestern steckt mir noch in den Gliedern.

Beim Zähneputzen reiße ich meinen Mund weit auf, um vielleicht so zu sehen, ob da irgendwo ganz hinten in meinem Hals etwas steckt.

Ich sehe nichts! Krebs steckt in den Zellen. Mein Krebs steckt in den Lymphknoten.

Es ist einer dieser trüben Freitage im November. Ein Tag, der nie wirklich hell wird. Eine Sonne, die sich irgendwo nach Miami verzogen hat.

Ach ja, Miami. Am 27. Dezember heirate ich Christina in Palm Beach, in Florida. Bis dahin werde ich hoffentlich wieder gesund sein.

Der Wagen der Produktionsfirma holt mich zu Hause ab. Langsam verstaue ich mich, meine müden Glieder im Auto.

Und dann hat mich mein Beruf wieder.

»Michael Lesch ist der Fahnder« – so wurde für die Serie geworben. Und ich habe meine Seele, mein Herz eingesetzt, um diese Serie gut, besser, noch besser zu machen.

Ich sitze in der Maske. Ich mache heute keine Scherze mit der Maskenbildnerin. Ich bin tief in Gedanken versunken, sitze da, werde für die ersten Aufnahmen an diesem Tag geschminkt. Auch meine Kolleginnen und Kollegen sind einsilbig. Kein Wunder bei diesem Wetter, dieser Dunkelhaft, die über Köln liegt.

Vor zwei Tagen lag ich noch in der Klinik in Köln, gestern auf dem Operationstisch in Wuppertal.

Heute stehe ich vor der Kamera.

Die gleißenden Scheinwerfer beleuchten mich – Michael Lesch, der »Fahnder«.

Die ersten Einstellungen. Ich habe einen kurzen Dialog mit meinem Assistenten. Kein Problem: Ich kenne meinen Text.

Dann kommt eine Szene, in der ich einen Verdächtigen verfolgen soll. Es sind nur wenige Meter. Der Verfolgte dreht sich um, zielt mit einer Pistole auf den Fahnder. Ich hechte zu Boden, ziehe im Fallen meine Waffe und schieße dem Verdächtigen die Waffe aus der Hand.

»Und … Action«, höre ich den Regisseur rufen.

Der Verdächtige läuft, ich laufe ihm nach.

Ich hechte, ziehe die Waffe und schieße.

»Und Cut!«

»Super«, höre ich, immer noch im Dreck liegend, den Regisseur rufen.

»Die Szene ist gekauft, Michael!«

Langsam hole ich mich in die Wirklichkeit zurück, meine Glieder, meinen Körper, mich selbst.

»Für heute ist für dich Schluss, Michael«, höre ich aus der Ferne.

Schluss? Für mich ist bald ganz Schluss, schießt es mir durch den Kopf.

»Okay, Michael, dann sehen wir uns am Montag wieder. Zu den Schlusseinstellungen.«

Die große Schlusseinstellung? Die hat doch das Leben für mich längst geschrieben. Sollte sich die schreckliche Diagnose bestätigen, wird der Krebs mein wirklicher Drehbuchautor.

Und ich schleiche mich davon. Ohne dass auch nur eine Seele am Drehort ahnt, dass Michael Lesch Krebs hat.

Tagebucheintrag Christina

Die Tage gehen irgendwie dahin, vorbei.

Wir reden nicht über das Thema »Was wäre, wenn …«

Wir verdrängen es einfach.

Denn wir hoffen natürlich, dass der Befund harmlos sein wird.

Michael dreht in dieser Zeit die letzten Einstellungen für den «Fahnder».

Ich glaube, niemand kann erahnen, was ihm diese Tage abfordern.

Es dreht sich mir den Magen um!

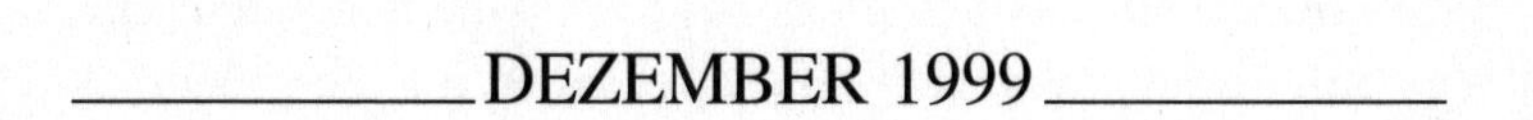

DEZEMBER 1999

3. Dezember 1999
Ein Anruf im Wohnwagen

Professor Schoenemann hatte es gesagt: Es dauert etwa zehn Tage, bis der Befund aus Wuppertal da ist.

Ich sitze in meinem Wohnwagen am Drehort. Es ist kalt geworden. Ich ziehe den Mantel um meine Schultern. Die Schultern, in denen sich dieser verdammte Krebs offenbar wohl, ja heimisch fühlt. In die er sich eingenistet hat!

Ich arbeite. Ich muss arbeiten. Ich bin Schauspieler. Ich lebe davon. Und ich will meinen Beruf nie und nimmer aufgeben. Bloß weil da einige Lymphknoten außer Rand und Band geraten sind.

Diese Warterei ist furchtbar: Seit Tagen warten wir auf meinen Befund.

Da klingelt mein Handy.

»Lesch«, sage ich mit meiner Handystimme. Schließlich weißt du nie, wer dran ist. Vielleicht ein Produzent, der dir die Rolle deines Lebens anbieten will? Oder Christina? Oder Paulina, Christinas Tochter, die wissen will, was wir jetzt in den Weihnachtsferien machen.

»Herr Lesch?«, höre ich eine sonore Stimme.

»Ja«, sage ich unwirsch.

»Hier Professor Schoenemann.«

»Oh, Herr Professor ...«, sage ich. »Ich bin gerade am drehen ...«

»Können wir reden?«

»Ja, Ja. Ich bin in meinem Wohnwagen. Ich warte gerade, bis draußen alles für die neue Szene fertig ist ...«

»Also ...«, beginnt Professor Schoenemann. »Ich muss Ihnen sagen ...«

»Was? Was?«, sage ich – und hoffe, dass sich jetzt, in dieser Sekunde, in diesem Wohnwagen, alle Befürchtungen, alle Ängste wie durch einen Zauber auflösen. Dass alles nur ein düsterer Spuk gewesen ist.

»Es fällt mir schwer, Ihnen das zu sagen, und es tut mir wirklich Leid für Sie«, beginnt Professor Schoenemann erneut: »Aber der Eingriff in Wuppertal war leider nicht erfolgreich. Es wurde nicht genügend Gewebematerial entnommen, um endgültige Gewissheit zu haben. Wir müssen den Eingriff wiederholen.«

Es ist still zwischen uns.

»Den Eingriff wiederholen …«, sage ich.

»Wir wollen dieses Mal einen ganzen Tumor aus Ihrem Schulterbereich entfernen«, höre ich Professor Schoenemann sagen. »Dieser Eingriff ist leider aufwändiger und wird Sie eine Weile behindern. Das wollte ich Ihnen eigentlich ersparen. Wir möchten, dass dieser zweite Eingriff hier bei uns im Elisabeth-Krankenhaus von unserem Hals-Nasen-Ohren-Spezialisten durchgeführt wird. Und zwar so bald wie möglich.«

Ich werde am 6. Dezember erschossen. Heute haben wir den 3. Dezember.

Heute haben wir Freitag. Und am Montag werde ich erschossen.

»Herr Professor«, höre ich mich sagen, »am 9. Dezember ist mein Vertrag beendet. Danach lasse ich mich sofort operieren. Aber nicht in Wuppertal oder bei Ihnen, sondern bei meinem Freund Dr. Gerhard Onnebrink. Er ist der beste HNO-Arzt, den ich kenne.«

Tagebucheintrag Christina

Michael ruft vom Drehort an. Die Klinik hat sich gemeldet. Die Neuigkeiten sind niederschmetternd. Die Gewebeprobe ist nicht zu gebrauchen. Man hat nicht genug Material aus dem Kern des Tumors entnommen.

Ein weiterer Eingriff ist nötig, um endlich einen sicheren Befund zu haben.

Michael möchte unbedingt, dass Gerhard ihn operiert.

Ich fahre ins Krankenhaus und besorge alle Befunde, alle Röntgenbilder.

Wir sind mit den Nerven am Ende!

4. Dezember 1999
Ab nach Schwerte

Ich denke nicht. Ich fühle nicht. Ich handle nur noch.

Gleich am nächsten Morgen, einem Samstag, fahre ich zu Gerhard in die Praxis.

»Okay, Gerhard. Du sollst die Wahrheit wissen: Die glauben, ich habe Krebs. Lymphknotenkrebs. In der Schulter, in der Brust, im Bauch. Gerhards Gesichtsausdruck spricht Bände. Trotzdem sagt er: »Michael. Erst mal Ruhe ...«

»Gerhard, sie vermuten, es ist Morbus Hodgkin.«

»Das kann ich mir eigentlich nicht vorstellen. Du hast doch gar keine Symptome.«

»Hier sind die Unterlagen.«

Gerhard liest die Befunde, sieht sich die Röntgenbilder an.

Dann schmeißt er seine Geräte an und untersucht mich gründlichst. Mit Ultraschall. Er schüttelt den Kopf und verbeißt sich regelrecht in die Ausdrucke seines Ultraschallgeräts. Dann tastet er mich mit seinen geschulten Händen ab.

»Ja, ich fühle es. Ich fühle diese Lymphknoten.«

»Und?«, frage ich.

»Sie sind tatsächlich ziemlich groß …«

Dann sieht er mich an: »Hast du heute schon was gegessen?«

»Ja. Wie immer. Ich hab ganz normal gefrühstückt!«

»Mist.«

»Was ist Mist?«

»Weil ich dich sonst sofort operieren würde.«

»Ist der Eingriff denn hart?«

»Dieser Eingriff ist schon hart.«

»Das heißt genau?«

»Du kannst dann deinen Arm für ein paar Tage nicht heben.«

»Okay, Gerhard. Dann wird weder heute noch morgen operiert. Noch drehe ich. Am 9. Dezember sind die Dreharbeiten zu Ende, dann kannst du mich aufschneiden.«

Gerhard schaut in seinen Terminkalender.

»Am Samstag, den 11. Dezember, operiere ich dich!«

6. Dezember 1999
Der Tag, an dem der »Fahnder« stirbt

Stundenlang sitze ich in meinem Wohnwagen. Ich sitze da und warte. Ich rauche eine Zigarette nach der anderen.

Ich warte auf meinen Tod.

Frühmorgens hatte mich der Fahrer der Produktionsfirma bei mir zu Hause abgeholt und zum Kölner Maritim Hotel gefahren. Dort, in der Tiefgarage, würde ich als »Fahnder« Martin Riemann sterben.

Es ist eine lange, komplizierte und actionreiche Szene, in der ich erst ganz zum Schluss auftauche. Schon vor der Probe war mir klar, dass ich selbst auf meinen Rollentod lange würde warten müssen. Schauspieler müssen immer warten. Das macht 90 Prozent ihrer Arbeitszeit aus.

Aber wer wartet schon gern auf seinen Tod?

Irgendwann ist es dann so weit: Ich stürme in die Tiefgarage und rufe: »Polizei! Lassen Sie die Waffe fallen!«

Der Gangster dreht sich blitzschnell zu mir um und schießt auf mich. Zeitgleich drücke ich ab.

Während der Gangster, politisch korrekt, von meiner Kugel getroffen, kampfunfähig zu Boden sinkt, falle ich wie vom Blitz getroffen um.

Herzschuss!

Ein wahrlich tragischer Polizistentod!

Wir mussten die Szene nur einmal drehen. Hinterher kam der Regisseur zu mir und sagte: »Wie du da noch einmal zum Sprechen ansetzen wolltest … das hat mich irgendwie seltsam berührt.«

Was sollte ich darauf erwidern?

Natürlich starb mit Martin Riemann nur eine Figur aus einem Drehbuch, aber die liebste Rolle, die ich in meinem bisherigen Leben gespielt hatte.

7. Dezember 1999
Ich bin gefragt wie nie zuvor!

Ich ahne, dass ich Krebs habe.

Ach was: Ich weiß es!

Aber da ist ein letzter Funken Hoffnung, dass ich diese verdammte Krankheit vielleicht doch nicht habe …

Den 7. Dezember wollen wir nutzen. Für Gespräche über meine Zukunft als Schauspieler. Wir bekommen Besuch von einer TV-Redakteurin und einem ihrer zuständigen Produzenten. Sie wollen mich für den Einstieg in eine Serie gewinnen.

Eine bizarre Situation. Da sitzt du da – und siehst eigentlich kerngesund aus. Okay, um die Nase bist du etwas blass. Aber wer ist das nicht, der ständig vor der Kamera steht.

Einerseits freue ich mich: Du bist also gefragt. Da wissen andere haargenau, dass du Quote bringst! Dass du keiner von gestern bist, sondern einer für morgen.

Andererseits weißt du genau, welch tückische, welch heimtückische Krankheit sich in deinem Körper eingenistet hat. Diese Krankheit spricht nicht. Mit der kannst du nicht reden. Die kannst du nicht überzeugen, doch noch ein wenig zu warten. Und überhaupt: Warum sucht diese verfluchte Krankheit sich nicht einen anderen aus! Es gibt doch weltweit über sechs Milliarden Menschen.

Es war eine eigenartige Situation.

Ich lehne das Angebot ab.

Unterbewusst war mir der Krebs bereits zur Gewissheit geworden; ich hatte ihn angenommen und ich ahnte, dass mir in den nächsten Monaten ein Kampf bevorstand, der den

Schauspieler Michael Lesch für einige Zeit in den Ruhestand versetzen würde. Vielleicht für immer!

Und da war noch etwas: Wenn du als Hauptrolle in einer Serie besetzt werden sollst, musst du dich einer gründlichen ärztlichen Untersuchung unterziehen, damit eine Filmausfallversicherung etwaige Risiken abdeckt.

Ohne ärztliches Okay kein Vertrag!

Wir verabschieden spätabends die Redakteurin und den ausführenden Produzenten.

11. Dezember 1999
Sagt mir endlich, was ich habe

Der 11. Dezember ist ein Samstag.

Christina und ich fahren in die neue Praxis von Gerhard. Er hat seit einigen Monaten eine neue, topmodern ausgestattete Praxis, in der er jetzt auch operieren kann. Zusätzlich hat er sich auch auf plastische Chirurgie spezialisiert.

Als wir gegen 10.00 Uhr in Schwerte eintreffen, heißt es wieder einmal warten. Gerhard ist noch mit einer Lidkorrektur beschäftigt, und die zieht sich in die Länge. Wir sitzen mit Gerhards Frau Brigitte in der Küche und trinken Kaffee. Ich natürlich nicht, ich muss ja nüchtern bleiben.

Es dauert und dauert. Ab und zu steckt der Anästhesist den Kopf zur Tür herein und bittet uns, noch einen Moment Geduld zu haben.

Ich halte es kaum noch aus. Ich will, dass endlich was passiert, ich will nicht mehr warten.

Da kommt Gerhard herein und sagt: »Michael, wir können.«

Der Eingriff dauert fast zwei Stunden.

Als ich wieder wach bin, frage ich: »Gerhard, wie sieht es aus?«

»Ich habe zwei Tumore entfernt. Wenn du willst, kannst du sie sehen.«

»Ja.«

Und er zeigt mir die beiden Dinger. Sie schwimmen in einem relativ großen Reagenzglas. Sie schimmern bläulich-rot und haben die Größe von Pflaumen.

Und ich denke mir: »Ganz schön groß und dick, diese Lymphknoten.«

»Die gehen jetzt ins Labor«, sagt Gerhard. »Der Pathologe ist ein Freund von mir. Er hat mir versprochen, mir den Befund so schnell wie möglich mitzuteilen.«

»Was heißt schnell?«

»Mit einer Woche müssen wir rechnen.«

Tagebucheintrag Christina

Wir fahren wieder nach Schwerte.

Gerhard nimmt die Operation vor. Ihm vertraut Michael.

Wir müssen lange warten, bis es endlich losgeht.

Qualvoll vergehen die Stunden.

Es ist kurz vor Weihnachten, und während Michael operiert wird, versuche ich, mich abzulenken und die Zeit damit zu überbrücken, Weihnachtskarten und andere Dinge zu kaufen.

Die Menschen stehen an den Glühweinständen. Kinder versuchen, ihre Eltern auf die richtigen Geschenke aufmerksam zu machen.

Vorweihnachtsstimmung wie jedes Jahr.

Aber ich nehme das alles nur wie durch einen Nebel wahr. Denn mein Mann wird gerade aufgeschnitten, und das Ergebnis dieser Gewebeprobe wird unser Leben bestimmen …

Nach der Operation sagt Brigitte zu mir: »Christina, das sieht übel aus. Gerhard gefallen diese Lymphknoten überhaupt nicht. Sie ziehen sich bereits wie eine Kette durch Michaels Körper. Es ist höchste Zeit …«

Doch das behalte ich für mich.

Gerhard verspricht uns, eine schnelle Untersuchung im Labor voranzutreiben.

Die Befunde sollen in einer Woche vorliegen.

Wir fahren zurück nach Köln.

Michael hat ziemliche Wundschmerzen, und es regnet wie immer.

Wieder heißt es warten, warten, warten.

14. Dezember 1999
Die Wahrheit

Gerhard ruft an: »Du, Michael, ich bin gerade in … in Aachen bin ich … also ganz in eurer Nähe … ich komme noch einen Sprung bei euch vorbei … Okay?«

Natürlich ist das okay! Aber was treibt der in Aachen? Wieso will er uns so überfallartig besuchen? Die Untersuchungsergebnisse kommen doch frühestens Freitag aus dem Labor! Und heute ist erst Dienstag.

Eigenartig langsam zieht mir die Angst kalt den Nacken hoch.

Ich frage Christina: »Weißt du, warum Gerhard so unverhofft kommen will?« Überflüssige Frage. Sie weiß ja auch nicht mehr als ich.

Eine Stunde später kommt er. Mit seiner Frau Brigitte.

Sie nehmen nicht den Aufzug zu uns in den obersten Stock. Sie laufen die Treppen hoch.

Ich werde diese Sekunde in diesem Treppenaufgang nie vergessen: Gerhard und Brigitte sehen von den letzten Stufen zu mir hoch. Gerhard hatte diesen Dackelblick, diesen schuldbewussten Dackelblick. Als habe der Dackel gerade ein Stückchen Wurst vom Tisch gemopst.

Noch während wir durch die Tür gehen, nehme ich ihm den Wind aus den Segeln: «Komm Gerd, Butter bei die Fische: Ich habe Krebs. Richtig?«

»Ja, das stimmt!«

Sein Freund, der Pathologe, hatte schnell gearbeitet.

»Ja, Michael! Es ist Krebs. Das ist die schlechte Nachricht. Aber es ist Morbus Hodgkin. Das ist die gute Nachricht. Es ist eine Krebsart, die relativ gut zu therapieren ist.

Nun habe ich also endlich Gewissheit.

Niemand sagt etwas. Es herrscht eine tödliche Stille.

Christina bricht in Tränen aus!

Ich nehme sie in den Arm: »Liebling, du darfst nicht weinen, wir wollen das schaffen, und zusammen schaffen wir das auch.«

Ich bin seltsam gefasst in dem Augenblick. Ich habe keine Angst. Denn wieder fällt mir Paul Azinger ein.

Ich fühle, jetzt bist du gefordert! Jetzt musst du kämpfen, kämpfen, kämpfen, und wenn es noch so hart wird. Jetzt habe ich wenigstens Gewissheit.

Dieser Seiltanz der Gefühle zwischen Hoffen und Bangen, zwischen »Scheiß drauf« und »Verdammt! Das bedeutet Tod!« – dieser seelische Trapezakt, diese Ungewissheit war weg!

Das war es also. Krebs!

Später, als Brigitte und Gerhard gegangen waren, ging ich auf die Toilette und schlug die Hände vor mein Gesicht. Ich wollte nicht, dass Christina mich weinen sieht.

Der Kampf gegen den Krebs konnte endlich losgehen!

Gerhard hatte Adressen von Onkologen und Krebsfachleuten mitgebracht. Ich wusste von Professor Schoenemann, dass der führende deutsche Hodgkin-Spezialist in der Uniklinik Köln sitzt. Dass Professor Volker Diehl eine weltweit anerkannte Kapazität ist. Und dass die beiden eng zusammenarbeiten.

»Junge! Du bist noch nicht am Arsch!«

Tagebucheintrag Christina

Am Abend ruft Gerhard an. Er wäre gerade in der Nähe. Und er würde auf einen Sprung vorbeikommen.

Die nächsten 45 Minuten werden zur Ewigkeit.

Obwohl Michael und ich nicht darüber sprechen, ist uns klar: Dieser Besuch wird uns keine gute Nachricht bringen.

Warum sonst sollte Gerhard so spät noch zu uns kommen?

Gerhard kommt mit seiner Frau Brigitte.

Die Diagnose lautet: Morbus Hodgkin, eine bösartige Erkrankung der Lymphknoten!

Der Moment der Wahrheit, dem wir zwei Wochen ausweichen konnten, ist unwiderruflich gekommen …

Ich fange hemmungslos zu weinen an.

Alles, was sich in den Wochen angestaut hat, muss raus.

An Michael verraten mir nur die Augen, was diese Diagnose für ihn bedeutet.

Aber nach außen ist er stark: »Wir schaffen das! Gemeinsam schaffen wir das!«

Er will sofort wissen, welche Chancen er hat und was zu tun ist.

Und er tut es sofort!

15. Dezember 1999
Die endgültige Wahrheit!

Die Nacht verbrachte ich im Halbschlaf.

Ich kann es kaum erwarten, bis vor dem Schlafzimmerfenster der typische Kölner Dezembermorgen graut.

Ich weiß: Die Zeit drängt.

Verdammt, wann kann ich in der Klinik anrufen?

Wann ist Professor Schoenemann erreichbar?

Um kurz vor acht greife ich zum Telefonhörer. Ich wähle die Nummer des Elisabeth-Krankenhauses.

»Michael Lesch hier. Professor Schoenemann bitte.«

Ich warte, ich höre nichts, dann ein Knacken, dann eine freundliche Tonbandstimme: »Bitte gedulden Sie sich einen Moment.«

Ich habe keine Geduld mehr: Es geht um mein Leben.

»Herr Lesch?«

»Ja, verdammt, ich bin noch dran.«

»Bitte haben Sie noch eine Minute Geduld.«

»Ist er denn überhaupt da, der Herr Professor?«

»Aber ja. Er spricht auf der anderen Leitung.«

»Ich muss …«

»Ich weiß, Herr Lesch … so, ich glaube, jetzt hat der Professor aufgelegt. Ich darf Sie jetzt verbinden.«

»Guten Morgen, Herr Lesch«, höre ich die ruhige Stimme von Professor Schoenemann.

»Sie hatten Recht, Herr Professor«, sage ich. »Die Operation bei meinem Freund war erfolgreich. Gestern Abend hat er mir den Befund vorbeigebracht. Ich habe Morbus Hodgkin, Herr Professor. Ich vertraue Ihnen. Ich möchte, dass Sie mich behandeln.«

Er räuspert sich.

Ich sage: »Herr Professor! Was müssen wir als Nächstes machen? Was?«

»Lieber Herr Lesch«, erwidert Professor Schoenemann. »Jetzt müssen wir erst einmal noch ein paar Voruntersuchungen machen. Als Erstes eine Beckenkammstanze.«

»Wozu das?«, frage ich ihn genervt. »Was ist das überhaupt?«

»Wir entnehmen aus Ihrem Beckenknochen Knochenmarksubstanz und sehen nach, ob es schon vom Krebs befallen ist. Das ist wichtig für die Chemotherapie. Außerdem müssen wir noch Ihre Leber punktieren. Aus dem gleichen Grund.«

»Wann können wir das machen?«, frage ich »Heute noch?«

»Herr Lesch, es ist kurz vor Weihnachten«, erwidert Professor Schoenemann.

»Bitte, Herr Professor«, bettle ich, »ich habe solche Angst. Ich will vor Weihnachten noch meine erste Chemotherapie haben. Das Ganze hat schon so lange gedauert!«

Und tatsächlich: Professor Schoenemann schafft es.

Am 16. Dezember wurde die Beckenkammstanze gemacht und am nächsten Tag die Leberpunktion. Beide Eingriffe konnten ambulant vorgenommen werden, aber ich bestand darauf, dass ich nicht nur eine örtliche Betäubung bekam, sondern eine richtige Narkose.

Helden spiele ich nur vor der Kamera.

17. Dezember 1999
Was alles im Knochenmark steckt

In diesen Tagen begann sich mein Leben langsam irgendwie aufzulösen. Alles wirkte bedrohlich. Ich war da in etwas hineingeraten, das ich selbst nicht mehr so recht steuern konnte.

Ist das wirklich erst vier Wochen her, als ich mit Verdacht auf Herzinfarkt mit Blaulicht und Notarzt in das Elisabeth-Krankenhaus eingeliefert wurde?

Ist das wirklich erst ein paar Tage her, dass ich als »Fahnder« erschossen wurde?

Professor Schoenemann hatte mir erklärt, dass, wenn die inneren Organe, in diesem Fall Knochenmark und Leber, nicht vom Krebs befallen sind, die Chemotherapie aggressiver dosiert werden könne. Die Leber ist das Chemiewerk des Körpers und somit auch für den Abbau der Zellgifte der Chemotherapie zuständig. Das Knochenmark produziert die lebensnotwendigen roten Blutkörperchen. Wären beide Organe nicht vom Krebs befallen, würden meine Heilungschancen steigen.

Ich hatte aber auch gefragt, was mit mir geschehen würde, wenn man den Krebs nicht stoppen könne. Dann würden die Lymphknoten größer und größer werden, wie ein Ballon, den man aufbläst.

Diese unzähligen Lymphknoten würden lebenswichtige Organe, wie zum Beispiel Lunge oder Leber, infiltrieren, einen mechanischen Druck auf sie ausüben und sie damit außer Funktion setzen.

Im Falle der Lunge würde man qualvoll ersticken.

Ich konnte das Ergebnis der Befunde kaum erwarten!

20. Dezember 1999
Das Urteil: Acht Chemotherapien

»Herr Lesch?«

»Ja, ich bin Michael Lesch.«

»Gut. Dann setzen Sie sich doch kurz ins Wartezimmer. Dr. Staib wird Sie dann rufen.«

Es ist der Montag vor Weihnachten. In Köln herrscht eine Stimmung von Kauf und Rausch, von Vorfreude und Festlichkeit.

Professor Schoenemann hat noch einen Termin in der Universitätsklinik für mich ermöglicht.

Ich sitze da. Und warte. Es ist 11.00 Uhr. Ich habe alle Unterlagen bei mir, auch die negativen Befunde, was Knochenmark und Leber betrifft. Ich hatte sie mir morgens um 9.00 Uhr bei Professor Schoenemann abgeholt.

Ich sitze in der Krebsstation, Abteilung Professor Diehl.

Ich spielte Ärzte in Serien. Im Fernsehen. In Filmen. Jetzt sitze ich da. Als Mensch. Nicht als Schauspieler, nicht als Serienheld, nicht als Quotenbringer, sondern als kranker Mensch.

Ich werde diese Situation nie vergessen: Es war das erste Mal, dass ich in einem wirklichen Krankenhaus auf der Krebsstation saß. Nicht in einer von einem Bühnenbildner aufgebauten Kulisse.

Ich sehe es noch heute vor mir:

Ich komme durch die Tür.

Mit Christina, die meine Hand hält.

Ich sehe Menschen ohne Haare.

Ich sehe wachsbleiche, ausgemergelte Gesichter.

Ich sehe Frauen, die Kopftücher tragen, weil sie keine Haare mehr haben.

Ich sehe Menschen jeden Alters, denen der Tod in den Gesichtern, den Augen steht.

Und ich denke mir in dieser Sekunde: Jetzt gehörst du dazu. Du siehst zwar noch ein bisschen besser aus. Aber du gehörst zu ihnen. Du bist einer von ihnen.

Du bist einer, der immer, immer Angst gehabt hat, diese verfluchte Krankheit zu bekommen.

Christina und ich rauchten beide wie die Schlote. Etwa zwei bis drei Packungen pro Tag und pro Person.

Immer dachte ich: »Irgendwann bekommst du Lungenkrebs.«

Und hier ist die offizielle Bestätigung: »Du hast Krebs!«

Und alles wird sich jetzt ändern. Dein Leben. Dein Aussehen. Dein Verhalten.

Du wirst dich verändern.

Ich schaue auf die Uhr: 12.30.

»Herr Lesch, bitte zu Doktor Staib!«

Da wanderten einige Augenpaare zu mir und Christina. Bei dem Namen klingelte es doch bei einigen, die da saßen.

Die Leute kennen mich eben. Vom Fernsehen. Von den Serien. Vielleicht auch vom Golfplatz.

Ich kann doch nicht sagen: »Ich bin es nicht! Ich bin gar nicht der Lesch, den ihr gesehen oder irgendwo getroffen habt.«

Und genau dieser Effekt trat in dieser Sekunde ein, als ich zur Tür von Dr. Staib ging. Ich spürte, wie die Augen mich verfolgten – und sah schon die Schlagzeilen in den großen Buchstaben vor mir.

Und Dr. Staib aus dem Team von Professor Diehl begriff sofort: »Ach, Sie sind das!«

»Ja, ich bin das.«

»Tut mir Leid.«

»Schon gut. Wir werden es so oder so nicht geheim halten können.«

»Herr Lesch, Sie haben Tumorstadium drei, das ist Krebs im relativ weit fortgeschrittenen Stadium, aber Ihre inneren Organe sind Gott sei Dank nicht befallen.«

»Das ist ja schön«. Ich versuche, sarkastisch zu sein, aber es gelingt mir nicht so recht.

»Sie werden jetzt von uns nach unserer bewährten Beacopp-Methode behandelt.«

»Beacopp?«, frage ich.

»Das ist eine Abkürzung der einzelnen Wirkstoffe«, wird mir erklärt. »Das ist die in dieser Klinik erprobte, klinisch und medizinisch über Jahre hin verbesserte Art der Chemotherapie.«

Ich schweige. Christina krallt ihre Hand in meine.

Ich würde mir jetzt unheimlich gern eine Zigarette anzünden, einen Wodka auf ex trinken und mir selbst zurufen: »April, April – das ist nur eine Szene in einer neuen Serie.«

»Herr Doktor, was heißt das konkret für mich?«

»Sie werden acht Chemotherapie-Zyklen bekommen. Das funktioniert so: Sie müssen pro Zyklus jeweils drei Tage ins Krankenhaus und erhalten dort die verschiedenen Infusionen der Zellgifte. Danach können Sie für eine Woche nach Hause. Dann bekommen Sie noch einmal eine Infusion, die zirka anderthalb Stunden dauert. Das kann man ambulant machen. Und die ganze Prozedur wiederholen wir dann, im Abstand von jeweils drei Wochen, acht Mal hintereinander.«

Dr. Staib sieht mich eindringlich an: »Herr Lesch, Ihr Leben wird sich verändern. Sie werden Ihre Haare verlieren – als äußeres Zeichen. Sie werden möglicherweise unfruchtbar werden. Zwar erlangen viele Patienten nach der Chemotherapie ihre Zeugungsfähigkeit wieder, aber manche auch nicht. Sollte bei Ihnen noch ein Kinderwunsch bestehen, sollten Sie vorher noch Sperma einfrieren lassen.«

»Kann ich das schnell mit meiner Frau besprechen?«, bitte ich Dr. Staib.

Christina und ich gehen in den Garten der Klinik.

»Wollen wir noch ein Kind?«

»Nein!«, sagt sie. »Nicht unter diesen Bedingungen. Die Zeit läuft uns davon.«

Zurück zu Dr. Staib: »Es ist für uns klar. Wir wollen keine Zeit verlieren. Und uns nicht über Weihnachten den Kopf darüber zerbrechen, ob wir vielleicht doch noch eigene Kinder wollen.«

Wieder sieht der Arzt mich eindringlich an.

»Da gibt es noch etwas, Herr Lesch ...«

Nein, bitte keine neue Horror-Nachricht.

»Sie sind ja körperlich sehr gut in Schuss. Sie sind sportlich. Sie sind durchtrainiert.«

»Und was bedeutet das?«

»Das bedeutet, dass wir Ihnen bei der Chemotherapie jeweils die maximale Dosierung der Zellgifte verabreichen können. Möglicherweise müssen wir nach der Chemotherapie auch noch eine Strahlentherapie machen.«

»Danach noch eine Strahlentherapie?«

»Ja, Herr Lesch.«

Wir drei schweigen uns an.

Dann nimmt Dr. Staib das Gespräch wieder auf: »Sie wissen, dass die Chemotherapie gewisse andere Auswirkungen haben kann?«

»Nein, das weiß ich nicht.«

»Es ist nicht ausgeschlossen, dass die Substanzen das Langzeitgedächtnis angreifen können oder auch das Kurzzeitgedächtnis. Es gibt solche Fälle.«

»Wird sich mein Charakter verändern?«

»Man hat beobachtet, dass es bei manchen Menschen durch die Chemotherapie tatsächlich zu Charakterveränderungen kommen kann.«

Christina laufen die Tränen übers Gesicht. Ich selbst bin in meinem Stuhl zusammengesunken.

»Herr Doktor ... eine Frage ... die vielleicht wichtigste Frage ...«

»Ich weiß, ich erwarte diese Frage.«

»Welche Chancen geben Sie mir?«

»Herr Lesch, wenn Sie das alles überleben, und immer vorausgesetzt, dass keine großen Komplikationen auftreten, dann gebe ich Ihnen eine Heilungschance von 90 vielleicht sogar 95 Prozent.«

Ich sehe den Arzt an, ich sehe Christina an.

»Herr Dr. Staib! Wann können Sie mich anschließen? Wann bekomme ich die erste Chemotherapie? Geht das heute noch? Oder erst morgen?«

Dr. Staib sagt ruhig: »So schnell geht das nun auch wieder nicht. Wir haben ja jetzt Weihnachten. Auch hier bei uns in der Uniklinik.«

»Herr Dr Staib! Ich will jetzt keine Sekunde mehr verlieren. Ich will, dass wir noch vor Weihnachten mit meiner Chemotherapie beginnen. Wenn das hier nicht so schnell geht, dann machen wir es eben im Elisabeth-Krankenhaus, bei Professor Schoenemann. Rufen Sie ihn doch bitte an, den Herrn Professor.«

Dr. Staib ruft tatsächlich seinen Kollegen an.

Und, oh Wunder: Beide beschließen am Telefon: Michael Lesch bekommt am 22. Dezember seine erste Chemotherapie – im Elisabeth-Krankenhaus.

Tagebucheintrag Christina

Termin in der Uniklinik Köln. Professor Volker Diehl gilt als eine der größten Kapazitäten in Europa auf diesem Gebiet. Ein Arzt seines Teams, Dr. Staib, nimmt sich sehr viel Zeit für uns und versucht, alle unsere Fragen zu beantworten.

Was passiert mit einem Menschen während einer Chemotherapie? Wie wird die Behandlung ablaufen? Wie verändert sich der Mensch? Wie groß sind seine Chancen? Hat er überhaupt eine Chance?

Für Dr. Staib ist die Behandlung der Erkrankung absolute Routine. Und er kann mich sehr beruhigen, denn er schätzt die Heilungschance mit 95 Prozent ein! Denn Michaels innere Organe sind, wie die Untersuchungen ergeben haben, noch nicht befallen.

Endlich mal eine gute Nachricht!

Aber Dr. Staib verschweigt nicht, was der Weg dorthin für einen Patienten bedeutet. Es können Gedächtnislücken auftreten. Die gesamte emotionale Welt des Menschen kann eine Veränderung erfahren. Und eine spätere Zeugungsunfähigkeit kann nicht ausgeschlossen werden. Aber wir haben ja keine Zeit, keine Zeit. Denn die Tumore wachsen schnell und unaufhaltsam!

21. Dezember 1999
Morgen geht es los!

Irgendwann wäre es Zeit gewesen, schlafen zu gehen.

Aber Christina und ich konnten nicht ins Bett verschwinden. Unmöglich!

Wir mussten reden. Und rauchen! Ja, rauchen! Und zwar nicht einfach so rauchen, nein kampfrauchen!

Ich musste meine Situation irgendwie verarbeiten.

Jetzt gehöre ich zu einer Gruppe von Aussätzigen.

Welcome to the Club.

Der Mensch verdrängt ja unglaublich gut. Dinge, die er nicht wahrhaben will, die will er nicht sehen. Mit Leid und Elend wollen wir uns nicht befassen. Wir wollen schön, jung, dynamisch und erfolgreich sein.

Und das war ich.

Und überhaupt: Ich dachte, der Himmel hängt voller Serien, und er hing ja auch voller Serien. Fast 17 Jahre lang, bevor die Geige weinte und der Krebs den Bogen führte.

Und plötzlich ist alles ganz anders.

Ich sitze und rauche mit Christina, als würden ab morgen die Zigaretten weltweit vom Markt genommen.

Ich zünde mir gleich noch eine Zigarette an. Und denke: Du wirst diesen verdammten Krebs überleben. Morgen geht es los. Morgen beginnt der Kampf! Morgen um 11.00 Uhr weißt du genau, was dich erwartet.

Bis heute – das war nur die Ouvertüre. Morgen erst würde sich der Vorhang öffnen und ich würde eine Sicht auf die Gesamtbühne bekommen. Und auf der sehe ich nur einen einzigen Menschen: mich mit der Zigarette.

Okay. Ich klammere mich an das, was Gerhard und auch Dr. Staib gesagt haben. Ich habe gute Chancen.

Auch Christina raucht wie ein Kamin. Eine Zigarette nach der anderen. Wir Kettenraucher!

»Ich werde keine Zigarette mehr rauchen, wenn ich das überstanden habe«, schwöre ich mir und Christina.

»Ich auch nicht, nicht eine Zigarette«, sagt Christina und hustet noch einmal den typischen Raucherhusten, bevor sie sich ebenfalls eine neue ansteckt.

22. Dezember 1999
Meine erste Chemodusche

Es ist Mittwochmorgen. Um 8.00 Uhr muss ich in der Klinik sein.

Auf dem Weg dorthin reden wir nicht.

Ich komme mir vor wie ein zum Tod Verurteilter auf dem Weg zur Hinrichtung.

Was erwartet mich? Christina zittert und weint still vor sich hin.

Wer hat die größere Angst von uns beiden? Wenn ich mir vorstelle, Christina wäre krank und ich müsste sie heute Morgen in die Klinik bringen, wo sie sich einer Chemotherapie unterziehen soll. Grauenvoll.

Nein, nur nicht an so etwas denken.

Wir sind pünktlich im Elisabeth-Krankenhaus. Ich melde mich beim Dienst habenden Stationsarzt. Das Zimmer ist noch nicht fertig, und so müssen wir wieder einmal warten.

Obwohl ich nicht total nüchtern hätte sein müssen, hatte ich morgens nur einen Kaffee getrunken. Nicht mehr.

Denn ich hatte von Gudrun Bürvenich, einer Freundin von uns, die selbst vor 15 Jahren an Morbus Hodgkin erkrankt war, erfahren, wie erbärmlich man während einer Chemotherapie kotzen muss.

Endlich werde ich in ein Krankenzimmer geführt, ziehe mich aus, lege mich ins Bett und warte.

Und dann kamen sie: Zunächst legten sie mir eine Kanüle in eine Vene meines linken Armes. Dann ließen sie aus einem Tropf eine Lösung mit einem so genannten Antiemetikum in meine Blutbahnen fließen.

»Das lassen wir jetzt erst mal eine Stunde wirken, das ist zur Vorbereitung, damit Ihnen nachher nicht schlecht wird. Außerdem ist da auch ein Beruhigungsmittel drin.«

Dann ließen sie mich allein. Ich wollte schreien: »Bitte, bitte, lasst mich nicht allein. Ich habe Angst!« Doch ich schrie nicht. Stattdessen sah ich zu, wie die Lösung quälend langsam in meinen Körper floss.

Nach einer Stunde kamen sie wieder. Diesmal trugen sie Handschuhe. Der Arzt hatte eine Art Pumpe, mit einer Spritze drin, dabei.

In der Spritze war eine rötliche Flüssigkeit.

»Ist das die Chemo?«, fragte ich.

»Der erste Teil davon«, antwortete mir der Arzt.

»Ich schließe Sie jetzt an.«

Meine einzige Sorge war: Hoffentlich musst du nicht sofort kotzen. Alles, nur das nicht! Ich will nicht gleich mit dem Kotzen beginnen!

Und so fing sie dann eben an – meine erste Chemotherapie.

Nach etwa fünf Stunden waren alle Zellgifte, die so genannten Zytostatika, des ersten Tages in meine Venen geflossen. Ich lag in meinem Bett. Christina kam mit ihrer Tochter Paulina.

Ich hatte nichts gegessen. Aus Angst davor, dass mir übel wird.

Ich wartete eigentlich jede Minute darauf, mich übergeben zu müssen.

Mit meinem Infusionsgerät konnte ich mich zwischenzeitlich schon recht gut bewegen. Die Kanüle steckte in meiner Vene.

Schließlich sollte es ja morgen weitergehen.

Ich fühlte mich eigentlich ganz gut, ein bisschen schlapp vielleicht. Aber ich konnte umhergehen und brachte später sogar Christina und Paulina nach unten zum Ausgang.

Und da stand dann Paulina vor einem dieser bunten Automaten mit Süßigkeiten. Es war klar, dass sie da nicht einfach vorbeigehen konnte.

»Kann ich ein Mars haben?«, fragte sie.

Irgendwie fand ich die Idee richtig gut: »Okay – Mars macht ja mobil, bei Arbeit, Sport und Spiel. Ich nehme mir auch ein Mars.«

Dann verabschiedeten sich die beiden. Und ich zog mit meinem Mars und dem Infusionsständer wieder zurück in mein Krankenzimmer.

Mit einem wahren Heißhunger stürzte ich mich auf den Schokoriegel. Es war ein Genuss, sich diese klebrige, süße Masse in den Mund zu stecken und alles schnell aufzuessen.

Doch dann ging es los!

Und wie!

Zuerst begann sich mein Magen zu winden, zu drehen, auf den Kopf zu stellen. Dann schoss mir die Kotze im wahrsten Sinne des Wortes durch den Körper, in den Hals, aus dem Mund.

Ich schaffte es gerade noch, mein Infusionsgerät zu packen und in das kleine Badezimmer zu stolpern, das meinem Krankenzimmer angegliedert war.

Und dann habe ich gekotzt wie noch nie in meinem Leben. Ich habe mich nicht übergeben – ich habe mich kotzend entleert. Ich habe gekotzt, gekotzt, gekotzt. Alles, wirklich alles kam hoch. Alles, was sich in meinem Körper befand.

Als die Krankenschwester kam, sagte sie ganz ruhig: »Ja, lieber Herr Lesch. Pech gehabt. Was wollen Sie machen?

Das ist einfach das Gift in Ihrem Organismus. Ihr Körper rebelliert, der wehrt sich gegen das Gift. Ich kann Ihnen aber versichern: Das ist ganz normal.«

Ganz normal?

Gegen Mitternacht nahm dieses Würgegefühl endlich ein Ende. Und ich kann heute sagen: Das war das erste und letzte Mal, dass ich nach einer Chemodusche gekotzt habe.

Tagebucheintrag Christina

Die erste Chemo.

Was passiert?

Wie wird der Körper reagieren?

Wie wird das Gift in den Körper geführt?

Ich versuche mich zu beherrschen.

Aber meine Tränen laufen unaufhaltsam.

Dabei weiß ich, wie wichtig es jetzt gerade ist, dass ich stark bin.

Um Michael vor dem, was auf ihn zukommt, die Angst zu nehmen.

Michael bekommt zuerst eine Infusion, die gegen Übelkeit vorbeugt. Professor Schoenemann nennt dieses Medikament den größten Segen für Chemo-Patienten.

Der Infusion beigefügt ist ein Beruhigungsmittel.

Ein Teil der eigentlichen »Giftmischung« ist glutrot, wie die Farbe der untergehenden Sonne in der Karibik.

Michael und ich lieben diese Sonnenuntergänge. Und wir sehen diese Flüssigkeit als das, was sie letztendlich für uns ist: Richtig dosiert, wird sie sein Leben retten!

23. Dezember 1999
Das verdammte Gift

Am nächsten Tag hatte sich die Vene, in der die Kanüle saß, entzündet. Mein linker Unterarm war grün und blau geschwollen. Die Zellgifte, die ich verabreicht bekam, sind so giftig, dass es, wenn die Kanüle nicht millimetergenau innerhalb der Vene liegt, sofort zu Verätzungen kommt.

Die Ärzte legten mir ein neue Kanüle. Das klappte aber erst beim dritten Anlauf, da meine Armvenen bereits stark entzündet waren. Ja, es war schon ein verdammter Mist!

Davor hatte mich Gudrun auch gewarnt: »Lass dir einen Port einpflanzen, dann bleiben wenigstens deine Venen heil.«

»Was ist ein Port?«

»Ein direkter Zugang zur Halsvene«, erklärte Gudrun. »Er wird unter die Haut implantiert, so eine Art Stechkissen. Dann muss nicht jedes Mal eine neue Kanüle gelegt werden.«

So einen Port würde ich mir so bald wie möglich legen lassen.

Und wieder öffneten die Ärzte die Zugänge zu meiner Vene. Wieder kroch das Gift in meinen Körper. An diesem Tag waren es nur farblose Flüssigkeiten.

Am Abend kam Christina.

»Schau mal, was ich dir mitgebracht habe.« Und sie holte eine eiskalte Flasche Bier aus ihrer Tasche.

Sie hatte meine Gedanken gelesen. Das war genau das, worauf ich jetzt wirklich Lust hatte. Ich trank es mit großem Genuss. Dieses Bier am Abend sollte zum Ritual werden.

24. Dezember 1999
»Liebling, du stinkst!«

Der Weihnachtsmorgen: Während andere die letzten Geschenke kaufen, den Tannenbaum schmücken oder im Supermarkt in der Schlange stehen, bekam ich drei Stunden lang Zellgifte verabreicht. Gegen 14.00 Uhr wurde ich von meinen ganzen Nadeln und Schläuchen abgehängt. Jetzt konnte ich mich erst mal eine Woche zu Hause erholen. Der erste Teil meines ersten Chemo-Zyklus hatte mich weniger mitgenommen als befürchtet.

Christina und Paulina holten mich aus der Klinik ab. Langsam kutschierten wir durch das weihnachtliche Köln.

Ich fühlte mich nicht gerade als Held. Im Gegenteil: Ich fühlte mich aufgedunsen. Und ich hatte das Gefühl, aus allen Poren heraus zu stinken. Dieses verdammte Gift. Und Chemie hat ja noch nie gut gerochen.

»Du, Christina«, sagte ich auf der Fahrt nach Hause. »Irgendwie rieche ich komisch. Nicht so wie immer. Riechst du das auch?«

»Michael, soll ich ganz ehrlich sein?«

»Ja!«

»Michael, irgendwie riechst du abartig!«

»Und bin ich denn auch irgendwie dicker geworden ...?

»Michael, ganz ehrlich?«

»Ja, Liebling!«

»Okay, Michael. Du siehst ziemlich aufgeschwemmt aus.«

Als ästhetischer Mensch, der sehr viel Sport treibt, habe ich ein gutes Gefühl für meinen Körper entwickelt. Und ich musste lernen, dass sich auch mein Körper unter dem

Einfluss der Chemotherapie und den unzähligen Tabletten, die ich nebenher schlucken musste, stark verändern würde.

Verdammt, wie ich den Feind in meinem Körper hasste.

Doch das alles sollte erst der Anfang sein.

Die Hölle jedenfalls fing mit diesem kleinen Fegefeuer der Eitelkeiten an.

Christina. Sie hat es wieder mal geschafft. Mit ein, zwei Kleinigkeiten hat sie in unserer Wohnung eine Weihnachtsstimmung gezaubert, die ans Herz geht.

Einige Tränen schleichen sich über mein aufgedunsenes Gesicht. Und ich überwinde mich – stinkend! –, Christina in den Arm zu nehmen. Sie zu küssen. Paulina fand es gar nicht so schlimm, wie ich rieche: »Eben mal anders!«

Christina, Paulina, meine Mutter und ich verbrachten einen stillen, ruhigen und besinnlichen Weihnachtsabend.

Ich hatte meine Mutter erst nach dem endgültigen, positiven Befund über meine Krankheit informiert. Es war mir nicht leicht gefallen, aber ich wollte sie nicht unnötig aufregen. Umso geschockter war sie, als wir sie kurz vor Weihnachten in Solingen besuchten.

»Heißt das, dass du sterben musst?«, fragte sie tränenüberströmt.

»Mama, die Ärzte geben mir eine Überlebenschance von 95 Prozent! Du kennst mich doch. So leicht gebe ich nicht auf.«

So gut es ging, versuchten Christina und ich, sie auf die kommende Zeit vorzubereiten.

Es gab an diesem Heiligabend eine Gans. Ich aß mit Appetit, und es wurde mir nicht übel. Wir tranken Rotwein, Bier und später einen Wodka zur Verdauung. Es war ein schöner Abend, wir hörten Musik. Der Krebs war plötzlich weit weg. Wie meine Gedanken.

Was hatten wir für dieses Weihnachtsfest alles geplant!

Morgen wären wir über den großen Teich geflogen. Die Tickets liegen immer noch auf meinem Schreibtisch.

Und plötzlich bin ich einfach nur noch müde, müde, müde.

Gute Nacht, meine Lieben.

Gute Nacht, Heiligabend.

Gute Nacht, Hochzeit in Florida.

25. Dezember 1999
Weihnachten im Halbschlaf

In dieser Nacht schlief ich wirklich gut.

Und am ersten Weihnachtstag fühlte ich mich – na ja, eben so einigermaßen. Wenn es mir nach all den Chemoduschen so geht, dann schaffe ich es.

Aber ich wusste: Am 28. Dezember bis du wieder dran. Dann kommt der zweite Teil des ersten Chemozyklus.

Das wäre der Tag nach unserer Hochzeit gewesen. Der Tag, an dem ich mich voll und ganz meiner Frau hätte widmen wollen.

Ich wäre so verdammt glücklich gewesen – wenn mir dieser Mister Hodgkin nicht alles kaputtgemacht hätte. Am 28. Dezember wäre Christina Christina Lesch gewesen.

Und der Honeymoon hätte begonnen …

… in Florida. Im Dezember 1991 hatte ich schon einmal in einem Flugzeug in Richtung Florida gesessen. Genauer gesagt, am 18. Dezember 1991. Ich weiß das Datum deshalb so genau, weil ich am Abend zuvor Christina in einem Berliner Restaurant kennen gelernt hatte. Ich saß in diesem Flugzeug, und obwohl ich mich auf drei Wochen Golf spielen freute, dachte ich jede Sekunde an sie. »Kann es sein, lieber Michael, dass es bei dir eingeschlagen hat? Du wolltest dich doch nie mehr verlieben. Du hast einen tollen Job, eine kleine Wohnung, ein schickes Auto. Was willst du mehr?« »No woman, no cry« hat schon Bob Marley gesungen. Damals dachte ich eigentlich genauso.

In den letzten Jahren waren zwei tiefer gehende Liebesbeziehungen von mir in die Brüche gegangen. Enttäuscht, vielleicht sogar ein wenig verbittert, folgten einige flüchtige Affären. Ehrlich gesagt, es waren mehr als einige.

Bis ich mir eines Tages sagte: »Was soll das? Man kann Liebe nicht erzwingen. Man kann ihr noch so sehr hinterherjagen, man muss einfach Glück haben, der Richtigen zu begegnen.«

So saß ich nun im Flugzeug, und zum ersten Mal nach langer Zeit verspürte ich ein Kribbeln, eine Unruhe, ein Verlangen, Christina so schnell wie möglich wiederzusehen.

Knapp drei Wochen später war ich zurück in Berlin. Noch am gleichen Tag rief ich Christina an und fragte sie, ob sie sich abends mit mir treffen wolle. Sie sagte Ja.

Was ich damals hoffte, vielleicht sogar ahnte, ist heute Gewissheit geworden.

Der 17. Dezember 1991 ist für mich ein Glückstag gewesen!

28. Dezember 1999
Chemotherapie statt Flitterwochen

Das neue Jahrtausend steht bevor.

Wir hätten diesen ganzen Milleniumstrubel so oder so nicht mitgemacht.

Wir wollten eigentlich nur heiraten. Das wäre unser »Jahrtausendereignis« gewesen.

Statt Hitze in Miami, statt Flitterwochen in Palm Beach gab es Infusionen.

Ich war wieder in der Klinik.

Und diese Infusion dauerte diesmal so lange wie der Pilotfilm von »Freunde fürs Leben«: 90 Minuten! Aber es schauten keine 7,8 Millionen Menschen zu.

Ich sah, wie Tropfen um Tropfen in mich hineinschlich.

Nach dieser Infusion sagte mir die Ärztin: »Lieber Herr Lesch, auch wenn Weihnachtszeit ist: Ab morgen müssen wir Ihre Blutwerte kontrollieren!«

Ich wusste, was das bedeutet: Es begann eine gnadenlose Stecherei.

Man entnahm mir Blut, um zu sehen, wie die weißen Blutkörperchen sich rapide verringerten. Der springende Punkt dabei ist: Sinkt die Anzahl der weißen Blutkörperchen gegen Null, dann ist der Körper für jede Art von Infektion enorm anfällig. Und jede Infektion könnte den Tod bedeuten.

Deshalb musste ich mir Neupogen spritzen. Ein Medikament, dass die Bildung der weißen Blutkörperchen anregt und beschleunigt.

Das sind kleine Spritzen, die man subkutan setzt. Das wurde dann sozusagen mein Job. Die Ärzte sagten: »Lieber Herr Lesch, für so was haben wir schlicht keine Zeit.«

Also wurde ich ein Spezialist im Spritzen subkutaner Art. Was anfangs auch nicht schwer war – ich hatte ja noch Fettgewebe.

Sechs Ampullen von diesem Mittel kosteten damals knapp 1900 Mark.

Am Anfang kam ich mit sechs Ampullen pro Chemozyklus aus. Und ich entwickelte ein richtiges Ritual: Die Spritze gab es immer morgens vor dem Frühstück! Aber mit den weiteren Chemoduschen wurden bald zwölf Ampullen daraus.

Nicht zu vergessen: Nebenher wurde ich mit Cortison und Zytostatika in Tablettenform vollgepumpt.

Ein hübscher und teurer Cocktail!

30. Dezember 1999
Bundesweit auf der *Bild*-Titelseite

Schon vor Weihnachten hatte eine Journalistin Christina angerufen und ihr mitgeteilt, ein Informant aus unserem Freundeskreis wisse, ich sei an Krebs erkrankt. Christina konnte sie hinhalten mit der Aussage, ich sei zwar krank, das mit dem Krebs sei aber reine Spekulation.

Natürlich hatte ich schon, als ich in der Kölner Uniklinik im Warteraum saß, das Tuscheln gehört: »Du … ist das nicht … das ist doch … ist das der aus ›Freunde fürs Leben‹?«

»Ist das der Lesch?«

»Was macht der denn hier?«

Das war ja keine anonyme Geschichte mehr. Das machte die Medien hellhörig.

Als aber gestern die Kölner *Bild*-Zeitung bei uns anrief und der Lokalredakteur, den ich von einem ausführlichen Interview über den »Fahnder« kannte, mich zum Thema Krebs befragen wollte, wussten wir, was die Stunde geschlagen hatte.

Für mich und Christina war klar: Wir gehen jetzt offensiv mit meiner Krankheit um. Wir verschweigen nichts!

Wir verharmlosen auch nichts! Wir sagen, wie es ist.

Das Einzige, was wir wollen, ist eine gewisse Fairness. Wir wollen nicht, dass irgendwas dazugedichtet wird.

Und dieser Artikel erschien ja dann auch am 30. Dezember in der *Bild*-Zeitung mit einem Interview mit Professor Schoenemann, der einen wissenschaftlich abgesicherten Kommentar dazu gab.

Es war eine ehrliche, klare Geschichte. Mit dem Inhalt: Ja, Michael Lesch, der »Fahnder«, hat Krebs. Er hat Morbus Hodgkin.

Aber gleichzeitig beschlich mich ein unangenehmes Gefühl: »Da musst du erst Krebs haben, bevor die Medien dich wirklich beachten.«

Fast zwanzig Jahre lang hatte ich bis zu diesem Zeitpunkt erfolgreich Fernseh-Unterhaltung gemacht. Ohne auch nur ein einziges Mal für irgendeinen Fernsehpreis nominiert worden zu sein. Kaum aber hatte ich Krebs, war ich auf der Titelseite.

Ja: Krebs haben oder wie der arme Harald Juhnke unter Alkoholismus leiden – dann schaffst du es auf die erste Seite!

Ich gebe zu: Das hat mich sehr ernüchtert. Das hat mir die Augen über meinen Beruf einmal mehr geöffnet.

31. Dezember 1999
Lebe ich noch im neuen Jahrtausend?

Alle feiern. Alle sind fröhlich.

Ich lebe. Ich bin zu Hause. Ich habe meine Spritzen bei mir.

Ich sitze in unserer Wohnung am Stadtrand von Köln.

Es ist eine sehr helle, freundliche Wohnung, mit zartgelb gestrichenen Wänden, hellen Möbeln und großen Fenstern, durch die viel Licht fällt. Wir wohnen im obersten Stockwerk und haben eine große Terrasse, die mit ihren vielen Terrakottatöpfen an einen Garten in der Toskana erinnert. Christina hat einen grünen Daumen; sie liebt Pflanzen, und sie hat aus der Terrasse ein richtiges kleines Paradies gemacht. Im Sommer grünt und blüht es dort üppig. Jetzt hat Christina die meisten Pflanzen in Plastikfolie gepackt, damit sie den deutschen Winter überstehen.

Werde ich den Winter überstehen?

Werde ich noch erleben, wie diese Blumen wieder beginnen zu blühen?

Ich weiß es nicht.

Ich denke an Klaus Wennemann. Der wurde gerade mal 60 Jahre alt.

Er war Sohn eines Bergarbeiters. Er schmiss die Schule, wurde Fotograf, ging – heimlich, wie ich – zur Schauspielschule. Und er war – wie ich – der »Fahnder«.

Verkehrte Welt: Klaus hatte vor 20 Jahren mit dem Rauchen aufgehört. Nun war er an einem aggressiven Lungenkrebs erkrankt, der nicht durch Rauchen verursacht wird. Klaus war – wie ich – Mitglied bei den Eagles, einem Golfclub bestehend aus prominenten Exsportlern, Musikern,

Schauspielern, Moderatoren, zirka 60 bis 70 Menschen, die jährlich etwa zehn bis zwölf Golfturniere für wohltätige Zwecke spielen.

Mitte Mai hatten Klaus und ich bei so einem Turnier in Bitburg in der Eifel unsere letzte gemeinsame Runde gespielt. Er war ein guter und leidenschaftlicher Spieler, auch darin waren wir uns ähnlich.

»Eigentlich möchte ich nur noch Golf spielen«, sagte Klaus während der Runde.

»Geht mir ähnlich«, erwiderte ich.

»Was hindert dich daran?«

»Na ja«, sagte er, »du kennst uns Theatergäule doch, wir können eben schlecht aufhören.«

Wir wussten seit Monaten, dass Klaus Krebs hat.

Zu seiner Beerdigung waren nur wenige seiner Weggefährten geladen: Jürgen Prochnow, Herbert Grönemeyer, (beides Kollegen aus der Verfilmung des Lothar-Günter-Buchheim-Romans »Das Boot«) und Hans Jürgen Schatz, sein langjähriger Partner im »Fahnder«.

Frank Fleschenberg, Präsident der Eagles, ließ uns wissen, dass sich Klaus' Witwe Hedi sehr freuen würde, wenn wir an dieser Trauerfeier teilnähmen.

Während der Trauerrede, die Dr. Georg Feil, langjähriger Produzent des »Fahnders«, hielt, beschlich mich ein gespenstisches Gefühl: Dort standen vor mir, in einer Urne, die sterblichen Überreste eines Menschen, der den Krebs nicht hatte besiegen können.

Und hier saß ich, der sich angesichts der vielen Gemeinsamkeiten langsam wie ein zum Tode Verurteilter fühlte. Nicht einmal die Trauerrede hätte man umschreiben müssen.

Fast wäre ich auf meinem Platz verrückt geworden, meine Hand krallte sich in Christinas Hand. Wir schauten uns an, auch ihre Augen waren ernst, fast starr, und wir waren froh, als wir endlich die Kirche verlassen konnten.

Kaum waren wir draußen, steckte ich mir eine Zigarette an und inhalierte tief.

Später stand ich still am Grab und dachte: »Lieber Klaus, ich hoffe, du hast da oben ein paar schöne Golfplätze zu spielen. Und irgendwann werde ich dazustoßen. Nur jetzt noch nicht!«

»Klaus Wennemann war ein Lichtblick«, schrieb die *Süddeutsche Zeitung* in ihrem Nachruf.

Sollte ich sterben, was würden sie wohl über mich schreiben?

JANUAR 2000

6. Januar 2000
Ein Stechkissen

Das neue Jahrtausend beginnt für mich nicht mit einer Chemotherapie, das neue Jahrtausend beginnt für mich am 6. Januar mit einer Operation.

Andere haben frei, feiern Heilige Drei Könige, werfen ihre Weihnachtsbäume aus dem Fenster, erheben noch einmal das Glas auf das neue Jahrtausend.

Ich liege auf dem Operationstisch – und warte, dass Professor Siedek, Chefarzt der Chirurgie im Elisabeth-Krankenhaus, mir einen Port setzt, eine Art Stechkissen für alle Kanülen, die in Zukunft in mich hineingesteckt werden. Dieser Port hat im oberen Teil einen Gummistopfen, der die Kanülen fixiert, und wenn man sie wieder herauszieht, den Port verschließt. Im unteren Teil des Ports befindet sich ein Röhrchen, das in die Halsvene mündet.

Über diesen Zugang zu meiner Halsvene würde von nun an die Chemotherapie problemlos und ohne die Gefahr von Verätzungen in meinen Körper gelangen. So ein Port wird in der Regel unterhalb des Schlüsselbeins subkutan implantiert. Ich liege da und erinnere mich an unser Vorgespräch:

»Herr Professor«, sagte ich, »es ist ganz einfach: Ich bin ein begeisterter Golfspieler. Und Ihre Aufgabe ist es, mir diesen Port so zu setzen, dass er mich beim Schwung nicht stört.«

Professor Siedek lächelte: »Nun gut, lieber Herr Lesch, dann muss ich mich bei Ihnen eben ganz besonders anstrengen und konzentrieren. Damit Sie Ihren Schwung durchziehen können.«

Es war keine große Operation – nur ein kleiner Schnitt. Professor Siedek nahm diesen Eingriff ambulant vor. Nach zwei Stunden konnte ich die Klinik bereits wieder verlassen. Und die Wunde verheilte auch problemlos. Wobei ich natürlich aufpassen musste, nur ja keine Infektion zu bekommen.

Auch die Haare fielen mir langsam büschelweise aus. Wo immer ich ging oder stand, verlor ich meine Haare.

Tagebucheintrag Christina

In der Dusche, auf dem Parkettboden, auf seinen Kleidern ... überall Haare. Ich beobachtete Michaels Blick in den Spiegel ... es geht unwiderruflich los.

Habe ich wirklich geglaubt, dass es nur die anderen trifft?

Ja, ich bin ehrlich. Ich habe es bis dahin gehofft. Aber es interessiert das wahre Leben nicht, was ich hoffe.

8. Januar 2000
Ab sofort trage ich Glatze

Und dann entschloss ich mich: »Christina – es reicht! Ich gehe jetzt runter zu unserem Friseur in der Straße und lasse mir die Haare schneiden!«

Was sage ich? Schneiden?

Ich ging in den Laden rein und sagte zu Anja, der kleinen zierlichen Person, die mir auch sonst meine Haare schneidet: »Anja. Einmal Glatze bitte!«

Als ich dann kurze Zeit später vor dem Friseurspiegel saß und mich erstmals nach 44 Jahren mit Vollglatze sah, sagte Anja: »Also, wenn Sie mich fragen ... sieht gar nicht so schlecht aus.«

Und ich lächelte: »Mensch, Michael – da hat sie Recht! Hast eben doch einen Charakterkopf!«

Nur als es ans Bezahlen ging, stockte mir der Atem: 45 Mark für eine Glatze hielt ich dann doch für übertrieben!

Tagebucheintrag Christina

Michael ist Realist und lässt sich den Kopf kahl rasieren. Ich habe Angst vor dem Moment, wenn er nach Hause kommt. Aber dann sehe ich nur sein Gesicht und die Augen, die ich so sehr liebe! Wie unwichtig doch die Haare sind!

Brief von Anja L., Stuttgart

Sehr geehrter Herr Lesch,
der Bericht über Ihre Morbus-Hodkin-Diagnose berührte mich aus einem ganz besonderen Grund: Genau zeitgleich wie Sie, lediglich ein Jahr früher, am 21.12.1998, hatte ich genau dieselbe Diagnose.

Heute, ein Jahr später, liegt alles hinter mir und erscheint mir oft schon sehr weit weg.

Ich war gerade 27 Jahre alt geworden und stand, wie man so schön sagt, »mitten im Leben«.

Ich hatte gerade mein Studium der Volkswirtschaftslehre erfolgreich beendet und meine ersten drei Monate bei einer internationalen Unternehmensberatung in München hinter mich gebracht: Genau der Job, den ich mir immer gewünscht hatte.

Ich fühlte mich zwar oft ziemlich erschöpft und schlief die Wochenenden meist durch, schob jedoch alles auf die neue Arbeit.

Die anderen Berater bestätigten mir, dass das ganz normal wäre, wenn man extrem unter Druck stände.

Schließlich entdeckte ich jedoch einen dicken Knoten an meinem Hals, der sich bei einer ersten Untersuchung nur als geschwollener Lymphknoten herausstellte.

Einige Wochen später entschloss sich der behandelnde Arzt schließlich doch dazu, einen Lymphknoten probehalber zu entfernen: Die Diagnose folgte auf dem Fuß: Morbus Hodgkin.

Von da an überschlugen sich die Ereignisse, ich kam sofort ins Krankenhaus, es wurden CTs und Knochenmarkpunktionen gemacht – aber das kennen Sie sicherlich alles selbst.

Insgesamt hatte ich acht Chemotherapien im Abstand von zwei Wochen und einen Monat Bestrahlung zu überstehen.

Im Juli war schließlich alles vorbei, und ich zog mich für drei Monate zurück in unser Ferienhaus nach Südfrankreich, wo ich mich erholte, äußerlich wieder »ich« wurde und mit einer Promotion begann, an der ich auch jetzt arbeite.

Der Grund, warum ich Ihnen diesen Brief schreibe, ist mein ganz starkes Bedürfnis, Ihnen wirklich Mut zu machen.

Ich wünsche Ihnen von Herzen alles Gute für das nächste Jahr, ich bin sicher, Sie werden alles ebenso gut überstehen wie ich. Vergessen Sie nie, wenn es schon diese verdammte Krankheit sein muss, dann ist Morbus Hodgkin sicherlich noch das Beste, was einem passieren kann.

Scharen Sie Familie und Freunde um sich, wenn Ihnen danach ist, und verlieren Sie nicht den Mut – dazu gibt es keinen Grund!

Brief von Jenny F., Hückelhoven

Lieber Herr Lesch,
mein Name ist Jenny F. und ich bin 14 Jahre alt.

In der Zeitung las ich, dass Sie auch an Morbus Hodgkin erkrankt sind. Bei mir wurde die Krankheit am 28. Oktober 1999 festgestellt. Die Diagnose war für mich und meine Eltern ein Riesenschock!!! Von den Ärzten wurde mir mitgeteilt, dass ich eine Heilungschance von 95 Prozent hätte.

Ich war im zweiten Stadium und somit hatte ich drei Monate Chemotherapie vor mir. Wenn man es noch vor sich hat, erscheint einem dies sehr lang. Aber jetzt hatte ich in dieser Woche meine letzte Chemo.

In der Kinderklinik Krefeld war ich bei sehr guten Ärzten, netten Schwestern und lieben Mitpatienten gut aufgehoben. Wir waren eine große Familie. Die beste Hilfe sind meine Familie und meine Freunde!

Sie schaffen es auch!

12. Januar 2000
Mit Glatze zur zweiten Chemo

Mittwoch, Donnerstag und Freitag wurden meine festen Chemo-Tage, die Tage, die ich im Krankenhaus verbringen musste. Am Mittwoch, dem 12. Januar, begann mein zweiter Therapiezyklus. Diesmal bekam ich alle Infusionen durch den Port.

Ich hatte nur dieses grausige Gefühl: Michael, jetzt bist du wieder aufgedunsen, und Christina wird wieder sagen: »Ich rieche das Gift, das aus deinen Poren kriecht, es brennt auf meiner Haut, wenn ich dich berührt habe. Ich hasse diesen Geruch.«

Ansonsten: Hurra! Die zweite Chemotherapie verlief problemlos. Dank auch dem neuen Stechkissen!

Tagebucheintrag Christina

Michael versteckt sich nicht. Er geht raus. Mit seiner Glatze. Und das ist für die Presse ein gefundenes Fressen. Sie wissen jetzt alle, dass Michael Krebs hat. Unsere Telefone stehen nicht mehr still. Vor unserer Wohnung lauern die ersten Paparazzi.

Michael fährt nach Düsseldorf zu Alexander Basta, einem Fotografen. Er macht die ersten Fotos, auf die jede Presseagentur ganz verrückt ist. Michael mit Glatze. Stern, Bunte, *alle wollen Interviews, Fotos, am liebsten exklusiv! Auch Johannes B. Kerner will Michael in seiner Sendung haben. Am 20. Januar. Wir sagen zu und geben unser Okay für die Veröffentlichung der ersten Fotos gleichzeitig mit der Sendung.*

19. Januar 2000
Vor Kerner noch schnell in die Klinik

Morgens bin ich wieder rein ins Krankenhaus, aber diesmal nur ambulant. Es waren wieder acht Tage vergangen, und ich bekam meine Nachdröhnung. Diesmal lag ich auf einer einfachen Pritsche, hinter einem Vorhang. Sie hatten gerade keine Krankenzimmer frei.

Dann wurde ich über meinen Port an die Zellgifte angeschlossen.

Anderthalb Stunden später durfte ich nach Hause. Morgen würde ich mit Christina nach Hamburg fliegen.

Wir hatten bewusst den Rahmen einer Talkshow gewählt: Ich wollte einfach genug Zeit haben, den Fernsehzuschauern zu erklären, wie ich versuche, mit dieser Krankheit zu leben und sie zu bekämpfen.

20. Januar 2000
Nach Kerner kommt Giovanni

Ich hoffe, dass ich in der Sendung das Tabu »Krebs« ein wenig aufgebrochen habe.

Es war mir ein Anliegen, den Leuten zu sagen, wie wichtig es ist, die Diagnose vom ersten Augenblick an zu akzeptieren, nicht in Selbstmitleid zu versinken, sondern dem Feind die Stirn zu bieten und sofort den Kampf aufzunehmen. Ich wollte demonstrieren, dass Krebskranke keine Aussätzigen sind. Denn obwohl ich krank war, wirkte ich zu dieser Zeit noch nicht unbedingt so.

Und genau damit wollte ich anderen Menschen Mut machen – Betroffenen und Angehörigen.

Nach der Sendung gingen wir mit Johannes und seiner Redakteurin zu »Giovanni«, einem meiner Lieblingsrestaurants in Hamburg, zum Abendessen.

Und da erfuhr ich dann, welche Angst sie hatten, mich in der Sendung zu haben.

»Lieber Michael«, sagte die Redakteurin, »jetzt kann ich es dir ja ruhig sagen: Wir waren uns nicht sicher … ob … du das auch durchstehst.«

»Wie bitte?«, frage ich verständnislos.

»Nun … das musst du doch verstehen … wir haben die Befürchtung gehabt … dass …«

»Was, dass … ?«

»Dass in der Sendung die Gefühle mit dir durchgehen.«

Alle waren sie erleichtert. Dass ich ganz normal geschildert hatte, wie mein Tagesablauf so ist, wie ich zu den Ärzten gehe, ins Krankenhaus, wie meine Therapie funktioniert, was ich erlebe, was ich fühle und wie es mir geht.

Es wurde bei »Giovanni« jedenfalls noch ein langer und schöner Abend.

Tagebucheintrag Christina

Gegen 18.00 Uhr kommen wir im Atlantic Hotel an. Nach so langer Zeit atme ich das erste Mal wieder Heimatluft.

Michael wird um 19.00 Uhr von einem Fahrer abgeholt und zur Aufzeichnung ins Studio Hamburg gefahren. Ich bleibe im Hotel und versuche, die Zeit zu überbrücken. Du-

schen, Haare waschen, schminken. Erst 20.00 Uhr. Ich habe das Gefühl, die Zeit läuft auf einer Kriechspur. Ich rücke mir den großen Sessel an das Fenster, um einen Logenblick auf unsere geliebte Alster zu haben. 21.00 Uhr. Noch eine Stunde bis zur Sendung. Ich werde nervös, und ich versuche, mit einem Glas Wein meine Nerven zu beruhigen. Meine Gedanken kehren zurück zu unserer Zeit hier in Hamburg. Eine gute Zeit, eine erfolgreiche Zeit. »Freunde fürs Leben« ist ein so genannter Quotenbringer, und das Publikum liebt seinen Dr. Junginger. Und ich liebe ihn auch. Seinen Charme, sein Aussehen und seine Leichtigkeit des Seins. Nur noch eine Stunde bis zur Sendung! Wie werden die Menschen auf einen kranken, glatzköpfigen Michael Lesch reagieren?

Vor drei Jahren, als man Michael die Rolle des »Fahnders« anbot, war seine Begeisterung nicht zu überbieten. Die lang ersehnte Serienhauptrolle war endlich da!

Unser Hamburg zu verlassen fiel uns schwer, aber die Freude auf die neue Aufgabe überwog alles.

Nun bin ich zurück. Mit einem Mann, der jetzt bereits die ersten äußerlichen Zeichen einer schweren Krankheit trägt. Wie von Zauberhand ist die unbeschwerte Jugendlichkeit aus seinem Gesicht verschwunden. Den strahlenden Serienhelden gibt es nicht mehr. Schafft er es nach dieser Zeit, von der wir nicht wissen, wann sie vorbei sein wird, wie Phönix aus der Asche aufzuerstehen?

Ich sitze in dem Hotelzimmer und sehe, wie sich die glitzernden Lichter der Großstadt in der Alster widerspiegeln.

22.00 Uhr: »Guten Abend, meine Damen und Herren! Sie sehen die Johannes B. Kerner Show. Zu Gast ist heute unter anderem der Schauspieler Michael Lesch, der an Morbus Hodgkin erkrankt ist ...«

23. 00 Uhr: Die Sendung ist vorbei. Ich kann nicht beschreiben, wie mich sein starkes und selbstbewusstes Auftreten mit Stolz erfüllt.

Brief von Dr. Herbert Ebertz, Köln

Lieber Michael,
als ich von deiner schweren Krankheit erfuhr – so kurz nach dem Tod von Klaus Wennemann –, war ich doch sehr schockiert. Als ich dich dann einige Tage später im Fernsehen sah, beeindruckten und motivierten mich deine Aussagen zum Umgang mit der Krankheit doch wieder sehr.

Ich wünsche dir, dass du deine positive kämpferische Einstellung beibehältst und vor allem, dass du den Kampf gewinnst.

Brief von Peter Roterberg, Köln

Lieber Michael Lesch,
mit Betroffenheit habe ich die Nachricht von Ihrer Erkrankung vernommen.

Ich möchte nicht versäumen, Ihnen meine besten Wünsche für eine baldige Genesung zu übermitteln, wobei Ihnen eine glückliche Partnerschaft und die Liebe zum Golfspiel eine wesentliche Hilfe bieten mögen.

So hoffe ich doch, dass auch in der kommenden Saison ein vertrauter Name auf den Starterlisten zu vielen Turnieren wieder ganz obenan steht (vielleicht mit Handicap 6?) und der Herr mit dem tief gezogenen, gelben Cappy manches Flight-Foto ziert!

23. Januar 2000
Ich will Golf und Rollen spielen

Natürlich geht diese Krankheit nicht spurlos an mir vorüber. Das kann man ja auch nicht erwarten. Mein Körper ist geschwächt.

Ich bin nach der zweiten Chemotherapie an einem schönen, sonnigen Tag zu meinem Golfplatz gefahren. Ich habe gut gespielt, und alles war wunderbar. Doch dann kam ich abends nach Hause, und plötzlich fühlte ich richtige Schmerzen in den Beinen, Schmerzen der übelsten Art. Die ersten körperlichen Anzeichen der Gifte in meinem Körper machten sich bemerkbar.

Die Chemotherapie verursacht eine saure Stoffwechsellage im Körper. Ungefähr so, als halte man einen Finger in Säure, reagieren besonders empfindliche Teile des Körpers, wie zum Beispiel die Knochenhaut, an der viele Nervenenden münden, mit starken Schmerzen.

Ich spüre, ich muss mit meinen Kräften haushalten.

Mein Tagesablauf hat sich nicht geändert. Ich stehe zwischen 8.00 und 9.00 Uhr auf, kaufe Brötchen, Zeitungen und gehe in den Supermarkt. Dann lese ich, gehe spazieren oder auf den Golfplatz, danach in die Sauna. Aber ich merke, dass es abends gegen 20.00 Uhr für mich »Bingo« heißt.

Ich bin hundemüde und gehe ins Bett.

Und dann zähle ich: »Es sind nur noch 139 Tage, es sind noch 138 Tage, es sind noch 137 Tage ...«

Zur Bewältigung meiner Probleme habe ich zwei gute Psychotherapeuten, das sind Christina und ich selbst.

Natürlich stehen wir unter Druck, aber wir kämpfen dagegen an.

Gestern Abend hat mich Christina weinend gefragt: »Warum? Warum hat es dich erwischt? Warum ausgerechnet du?«

»Liebling, es hat keinen Sinn, sich darüber zu beklagen. Wir müssen jetzt einfach stark sein. Es gibt keine Gerechtigkeit auf dieser ganzen gottverdammten Welt. Es ist Schicksal. Und dem können wir nicht entfliehen. Da ist irgendwo jemand, der hat dieses Buch geschrieben. Und in diesem Buch steht drin: Lesch überlebt, oder Lesch überlebt nicht. Wir haben nur eine bestimmte Zeit auf Erden.«

Natürlich habe ich über den Tod nachgedacht – bei dieser Krankheit ist das ja ganz natürlich. Doch bei einer Überlebenschance von 95 Prozent ist es sinnvoller, sich auf das Positive zu konzentrieren.

Die Chemotherapie wird im Mai zu Ende sein. Anfang Juni werden die letzten Untersuchungen gemacht – mit der Option Strahlentherapie. Die würde dann noch mal einen Monat dauern. Das wäre dann Anfang Juli: Danach habe ich noch zwei Monate, bis die Haare wieder wachsen.

Im September könnte ich wieder mit voller Kraft und alter Optik arbeiten – und wieder richtig Golf spielen.

FEBRUAR 2000

2. Februar 2000
Der Kampf geht weiter

Jetzt habe ich den Kampf gegen den Krebs voll aufgenommen. Nein – ich habe nicht einen Gedanken daran verschwendet, aufzugeben.

Nein – ich will diesen verdammten Krebs besiegen!

Die zweite Etappe habe ich doch erfolgreich absolviert. Es war keine Bergetappe, wie sie Lance Armstrong in den Alpen hinter sich gebracht hat.

Lance Armstrong, der die Tour de France gewonnen hat, nachdem auch er den Krebs besiegt hat. Der nach diesem Kampf zu einer unglaublichen sportlichen Höchstleistung fähig war. Nein, meine zweite Etappe spielte sich in der Ebene ab, ohne entzündete Venen, ohne Kotzen, ohne Probleme.

Ich weiß aber auch, dass die wirklich großen Etappen, die hohen Berge, noch auf mich zukommen.

Aber heute, am Tag, an dem mein dritter Chemozyklus beginnt, will ich keinen Gedanken daran verschwenden, dass ich es nicht schaffe.

Im Gegenteil, ich freue mich auf die dritte Chemotherapie. Denn das bedeutet, dass ich der Halbzeit immer näher komme.

Es wird ja auch immer milder draußen.

Okay, ich werde aufgedunsen sein, ich werde mies riechen, ich werde wie immer diesen ganzen verdammten Tablettencocktail schlucken müssen.

Aber verdammt: Mir geht's doch gut.

Zu meinem seelischen Wohlbefinden trägt ein interessantes berufliches Angebot aus Berlin bei. Der Regisseur eines geplanten Filmprojekts ist von meiner neuen »Oben-ohne-

Optik« so angetan, dass er mich tatsächlich als den »Bösen« besetzen will. Er bietet mir die Rolle eines eiskalten Killers an. Das gefällt mir!

Professor Schoenemann gefällt diese Vorstellung hingegen gar nicht. Nicht, weil er nicht möchte, dass ich meinen Beruf ausübe, seine Bedenken gehen mehr in eine andere Richtung: Er fürchtet die Umschlagplätze für Viren und Bakterien, die Klimaanlagen in Flugzeugen, den Aufenthalt mit vielen Menschen im selben Raum. Kurzum: Alles, was das Immunsystem gefährdet.

Tagebucheintrag Christina

Michael geht es wirklich gut. Kaum zu glauben. Es geht ihm so gut, dass er schon wieder daran denkt, Golf zu spielen.

Irgendwie kommt es mir so vor, als sei er schon bald wieder gesund!

5. Februar 2000
Sonne und Golf

Der 5. Februar ist ein Samstag. Ein vorfrühlingshafter Tag, wie man ihn um diese Zeit in der Kölner Bucht manchmal erleben kann.

Gestern bin ich aus dem Krankenhaus entlassen worden.

Mir geht es gut.

Die Sonne scheint. Es ist relativ warm, 16, 17 Grad.

Da packt es mich! Ich fahre zu meinem Golfplatz in Köln. Ich gehe ganz allein über den Platz. Ich spiele meine neun Loch. Trotz des Ports in meiner Brust mache ich recht gute Schläge.

Professor Siedek hatte Wort gehalten.

Am neunten Loch, als ich schon aufhören will, treffe ich einen Golffreund: »Komm, Michael, geh doch noch zwei Loch mit mir.«

Ich sage: »Ja, okay, ich bin noch fit.«

Ich spiele noch zwei Loch. Dann gehen wir in das Clubhaus und trinken ein Bier. Danach fahre ich nach Hause.

Als ich die Wohnungstür aufsperre, rufe ich bereits: »Liebling, was gibt's zu essen? Ich habe unheimlich großen Hunger!«

»Soll ich Spaghetti Bolognese machen?«, ruft Christina mir zu.

»Gute Idee!«

Ich liebe Spaghetti, und ich habe wirklich einen Bärenhunger. Und ich vertilge eine riesige Portion.

Eine halbe Stunde später aber fühle ich, dass Schmerzen in meinen Bauch kriechen!

Keine normalen Bauchschmerzen, sondern Schmerzen, die ich kenne … ja, ich hatte sofort eine böse Vorahnung: »Verdammte Scheiße! Nicht das … bitte nicht das!«

Es ist verrückt!

Aber wer, wie ich, schon so viele Schmerzen in seinem Leben erdulden musste, der entwickelt für so etwas ein ganz besonderes Gefühl.

Ich bin kein Mediziner. Nur: In dieser Sekunde schießt mir sofort eine Erinnerung durch den Kopf: »Michael, das sind Schmerzen, wie du sie schon mal erlebt hast!«

Es muss im Oktober 1985 gewesen sein. Meine Eltern waren zu Besuch bei mir in Berlin. Anlässlich meines Geburtstages wollten sie sich eine Aufführung mit mir im Berliner Schiller-Theater ansehen. Ich war ja damals Ensemble-Mitglied.

Nach der Vorstellung gingen meine Eltern, Daniela, meine damalige Freundin, und ich ins »Ciao«, einem In-Italiener neben der Schaubühne. Ich wohnte sozusagen um die Ecke und war dort Stammgast. Es wurde ein schöner Abend, aber leider musste ich früh ins Bett, da ich am folgenden Tag drehen musste.

Am nächsten Tag, bei den Dreharbeiten zu »Ein Heim für Tiere«, bekam ich nach dem Mittagessen fürchterliche Bauchschmerzen.

»Was ist denn da los?«, dachte ich. »War der Fisch schlecht?«

Die Schmerzen wurden immer schlimmer. Ich konnte kaum noch gehen oder stehen. Irgendwie brachte ich den Drehtag hinter mich und fuhr noch kurz ins Theater, um ein neues Stück abzuholen.

»Michael! Du siehst aber grün aus im Gesicht.«

»Michael, geht es dir schlecht?«

Ich war nicht nur »grün im Gesicht«, es ging mir nicht »schlecht«. Es war mir kotzübel!

Ich fuhr bei einer Apotheke vorbei und besorgte mir Tabletten gegen Magenbeschwerden.

Abends kam Daniela, machte mir einen Tee und ich nahm eine von den Tabletten. Aber die half auch nicht.

Es wurde immer schlimmer. Schließlich hielt ich es nicht mehr aus und rief den Notarzt. Der ließ mich sofort ins Krankenhaus einliefern.

Und dann haben sie mich untersucht. Anderthalb Tage lang. Mit Ultraschall, sie machten eine Magenspiegelung, sie machten Röntgenaufnahmen. Und die stets wechselnden Ärzte haben nichts festgestellt.

36 Stunden lag ich nun schon in der Notaufnahme. Die Schmerzen waren so schlimm geworden, dass ich Angst hatte zu sterben. Ich schrie den Dienst habenden Arzt an: »Helfen Sie mir endlich! Sonst krepiere ich hier!«

Diesmal brachten sie mich auf die chirurgische Abteilung, wo ich erneut geröntgt wurde. Nach ein paar Minuten kam ein Arzt und sagte: »Es ist ein Darmverschluss! Wir müssen Sie sofort operieren!«

Und dann schnitten sie mir zum ersten Mal die Bauchdecke vom Nabel bis zur Scham auf.

Als ich aus der Narkose erwachte, hatte ich grausame Schmerzen. Zwei Tage und zwei Nächte machte ich trotz schmerzstillender Medikamente kein Auge zu.

Und mir fallen sofort die Sätze des Berliner Chirurgen ein: »Herr Lesch, Sie werden in 15 oder 20 Jahren wieder mit diesem Problem zu tun bekommen.«

Das ist jetzt ziemlich genau 15 Jahre her.

Ich denke mir: »Wenn das wahr ist, dann hast du jetzt, in dieser Sekunde, die Arschkarte gezogen!«

Ich rief sofort im Krankenhaus an und wurde mit einem Assistenzarzt von Professor Schoenemann verbunden.

»Herr Doktor«, sagte ich, »ich habe solche Bauchschmerzen, ganz grauenvolle Schmerzen, und ich habe auch keine Verdauung gehabt. Sie wissen, das ist immer mein großes Problem gewesen ...«

»Kommen Sie zu uns ins Krankenhaus.«

Christina fährt mich in die Klinik. Gegen 20.00 Uhr treffen wir ein. Ich werde medizinisch betreut: Blutabnahme, Ultraschall meines Bauches.

»Wir sollten jetzt erst mal einen Einlauf machen!«

Verdammt! Das klappt nicht!

»Wir geben Ihnen jetzt Zäpfchen!«

Verdammt! Das klappt auch nicht!

»Wenn Sie heute Nacht bei uns bleiben wollen …?«, werde ich gefragt.

»Nein. Ich versuche es zu Hause weiter. Vielleicht klappt es doch noch.«

Kaum sind wir zu Hause, werden die Schmerzen schlimmer. Gegen 23.00 Uhr fährt Christina mich erneut in die Klinik.

Ich hatte nur noch Schmerzen. Und wieder bekam ich Zäpfchen. Andere, stärkere. Aber nichts half. Nichts.

Es war wie 15 Jahre vorher! Haargenau die gleichen Symptome! Das sind Schmerzen, als würde man dir bei vollem Bewusstsein ein Messer durch den Magen drehen.

Ich schwitze. Ich heule. Ich bekam Angst. Ausgerechnet jetzt.

Ich wusste ja: Durch die vielen Operationen in meinem Bauchraum neige ich eben dazu, dass sich Narbengewebe bildet. Da entstehen dann Wucherungen, und diese Wucherungen umschlingen den Darm, wie eine Python ihr Opfer umschlingt. Sie lähmen ihn. Es kann nichts mehr raus. Bis der Darm in letzter Konsequenz platzt.

Und wenn ein Darm platzt, ist der Mensch tot.

Ich habe keine Sekunde geschlafen.

Ich konnte nicht mehr.

Tagebucheintrag Christina

Michael kommt an diesem Abend mit einem Riesenhunger vom Golfplatz. Und wenn da nicht seine Glatze wäre, würde sicherlich niemand auf den Gedanken kommen, dass dieser Mann gerade eine schwere Chemo verabreicht bekommt.

Eine halbe Stunde nach dem Essen klagt Michael über Magenkrämpfe.

Wir fahren ins Krankenhaus. Nach einem Ultraschall empfiehlt man ihm Abführmittel. Ohne Erfolg! Mit Zäpfchen ausgestattet fahren wir wieder nach Hause.

Noch vor Mitternacht fahren wir wieder in die Klinik. Michael kann sich nicht mehr aufrichten, so schlimm sind die Schmerzen.

Ich verbringe die Zeit des Wartens in der dunklen Empfangshalle. Zu dieser späten Stunde ist keine Menschenseele mehr zu sehen. Selbst in der Notaufnahme herrscht eine seltsame Stille. Es ist geradezu unheimlich.

Michael kommt mir in der Dunkelheit entgegen. Mit noch stärkeren Medikamenten. Wieder fahren wir nach Hause.

Der Rest der Nacht wird zur Qual. Die Schmerzen werden immer schlimmer. Es ist grauenvoll. Diese Schmerzen. Und ich kann nichts dagegen machen.

6. Februar 2000
Ist heute mein letzter Tag?

Morgens um 6.00 Uhr kann ich nicht mehr. Es ist Sonntagmorgen in Köln.

Eigentlich sollte ich ja gar nicht hier sein. Mit diesen verdammten Schmerzen. Eigentlich sollten wir doch in Berlin sein. Wir sind zur Verleihung der »Goldenen Kamera« eingeladen, wie jedes Jahr. Die Tickets für den Flug liegen auf meinem Schreibtisch.

Christina rast mit mir in die Klinik!

Den Dienst habenden Arzt hatten wir bereits informiert: »Rufen Sie sofort Professor Siedek an! Es ist höchste Zeit. Ich bin mir sicher: Ich habe einen Darmverschluss!«

Ich werde geröntgt.

Professor Siedek wird benachrichtigt und kommt in die Klinik. Er bestätigt meinen Verdacht: »Sie haben Recht! Sie haben einen Darmverschluss! Wir müssen Sie sofort operieren!«

Verdammt! Ich habe gerade die dritte Chemotherapie verabreicht bekommen. Schnell werde ich auf ein Zimmer geschoben.

Kurze Zeit später kommt Professor Siedek zu mir und sagt: »Machen Sie sich jetzt bitte keine Sorgen, Herr Lesch. Sie haben doch Vertrauen zu mir?«

Ich antworte: »Herr Professor, ich habe großes Vertrauen zu Ihnen.«

Ich bekomme von einer Schwester eines dieser grässlichen OP-Hemden übergestülpt. Ich kann es nicht mehr selbst anziehen, denn mein Körper ist vor Schmerz wie gelähmt.

Bald ist der Schmerz vorbei, nur noch kurze Zeit aushalten, dann werde ich, wie schon so oft, eine Narkose bekommen, und dann ist der Schmerz vorbei. Endlich!

Aber warum habe ich plötzlich nur so eine unheimliche Angst?

Die Narkoseärztin kommt und rasselt ihren Fragebogen runter. Aber ich will nur eines von ihr hören: »Frau Doktor, können Sie mir versprechen, dass ich aus dieser Narkose wieder aufwache? Bitte, das müssen Sie mir versprechen.«

»Herr Lesch, so beruhigen Sie sich doch. Natürlich werden Sie wieder aufwachen.«

»Sie müssen es mir versprechen, bitte!«

»Herr Lesch, ich verspreche Ihnen, dass Sie aus dieser Narkose wieder aufwachen. Sind Sie jetzt ein wenig beruhigt?«

»Ja«, sage ich, »jetzt bin ich ein wenig beruhigt. Sie haben mir ja Ihr Wort gegeben.«

Nichtsdestotrotz habe ich irgendwo so ein komisches Gefühl, als ich in den Operationssaal geschoben wurde: »Christina, diesmal habe ich Angst … Angst vor dieser verdammten Operation …«

Christina versucht, mich zu beruhigen.

»Ich hab einfach Angst. Das ist meine 13. oder 14. Operation. Aber diesmal habe ich nur noch Angst …«

Sie schieben mich mit dem Bett durch die große Tür zum OP. Jetzt muss ich Christinas Hand loslassen, aber ich sehe ihr so lange nach, als ob ich dieses Bild für immer in mir festhalten will.

Dann schließt sich die Tür, und ein paar Minuten später verschwinde ich im Nebel der Narkose.

Tagebucheintrag Christina

Gegen 6.00 Uhr morgens sind wir erneut im Krankenhaus. Wie immer, wenn es ganz kritisch wird, ist natürlich Wochenende und man kocht hier wie überall auf Sparflamme. Alles dauert, dauert, dauert …

Michael verbringt Stunde um Stunde mit den übelsten Schmerzen.

Ich wundere mich über die Ruhe, mit der das behandelnde Ärzteteam diese akuten Schmerzen eines Patienten über einen so langen Zeitraum mit ansieht.

Endlich wird eine Röntgenaufnahme gemacht. Denn Michael ist sich nach wie vor sicher, dass es sich um einen Darmverschluss handelt.

Gegen 10.00 Uhr kommt Professor Siedek. Und nach Ansicht der Röntgenaufnahmen ordnet er eine sofortige Operation an.

Warum, verdammt, hat man nicht schon vor Stunden ein Röntgenbild gemacht?

Michael ist bereits im OP, und ich gehe zurück in sein Zimmer. Auf dem Flur treffe ich Professor Siedek. Er ist auf dem Weg zum OP. Der Eingriff, so meint er, wird zirka 45 Minuten dauern. Der Professor scheint die Ruhe selbst und lächelt zuversichtlich.

Nach einer Stunde werde ich unruhig. Das Fernsehen kann mich nicht mehr ablenken, und ich sehe mich genauer im Zimmer um. Soll ich seinen Bademantel ins Bad hängen? Nein, ich lasse ihn doch lieber am Fußende des Bettes liegen. Er wird ihn ja brauchen, wenn er auf die Toilette geht.

Seine Zahnbürste, das Mundwasser, Rasierer und Rasierschaum, alles habe ich mitgebracht und bereitgestellt. Sicher wird er später alles wieder umräumen. Da ist er immer noch der typische Junggeselle. Alles muss seinen festen Platz haben.

Ich sehe pausenlos auf die Uhr. Eine weitere Stunde ist vergangen. Was ist passiert?

Niemand gibt mir Nachricht. Dabei hatte mir die Schwester fest versprochen, Bescheid zu geben, wenn Michael aus dem OP kommt. Ich laufe zwischen der Intensivstation und dem Zimmer hin und her. Niemand kann mir eine Auskunft geben. Es heißt immer nur lapidar, der Patient sei noch im OP.

Ich bekomme rasende Angst. Professor Siedek hat doch nur von einer Dreiviertelstunde gesprochen, und jetzt sind schon drei Stunden vorbei. Mein Gott, Michael mit seinen Vorahnungen. Er hat sich so gefürchtet vor dieser Operation. So habe ich ihn noch nie zuvor erlebt. Und nun …

Aber es dauert noch fast vier Stunden, bis ich zu Michael gelassen werde. Er liegt auf der Intensivstation. Überall Schläuche und an seinen Körper angeschlossene Geräte.

Meine Nerven versagen.

Ich muss das Zimmer verlassen.

Ich bin am Ende. Die Nachrichten sind niederschmetternd. Man hat Michael einen künstlichen Darmausgang gelegt. Man wird ihn im künstlichen Koma lassen. Wie lange, kann mir keiner sagen. Und die Blutwerte werden auch noch abfallen – wie immer nach der Chemo.

Das alles bedeutet akute Lebensgefahr!

Wird Michael sterben?

Wir beten. Wir zünden Kerzen an.

Die Blutwerte erreichen ihren Tiefpunkt. Die schlimmste Phase beginnt. Es dürfen jetzt keine Infektionen auftreten.

Sonst ist alles aus. Alles zu Ende!

Michaels Mutter kommt am Abend zu mir.

Ich versuche, ihr die akute Lage so ruhig wie möglich zu vermitteln.

Ich rufe meine Familie und unsere engsten Freunde an.

Wo immer sie auch sind, in dieser Nacht zünden wir alle eine Kerze für Michael an und beten.

Winfried und Gudrun Bürvenich, Kirchhellen,
Fax in der Nacht vom 6. auf den 7. Februar 2000

Liebe Christina,
ich sitze in meinem Studio und bringe nichts Vernünftiges zustande, weil sich meine Gedanken ständig um euch drehen.

Auf meinem Schreibtisch brennt die Kerze für Michael.

Ich hoffe, dass ihm das Licht, neben deinen vielen Kerzen, den Weg zu dir und all seinen Freunden angenehm beleuchtet und wärmt.

Ich glaube zu wissen, was du empfindest, und niemand kann dir bei deinen Höllenqualen wirklich helfen. Auch ich habe nie vergessen, wie es mir das Herz zerrissen hat. Wie du hätte ich mein Leben dafür gegeben, wenn ich Gudruns Gesundheit damit hätte retten können. Aber so etwas geht aber nun mal leider nicht.

Wir, die Partner, müssen über uns hinauswachsen. Wir müssen stark sein, Mut machen, dürfen niemals sichtbar leiden oder gar weinen.

Alles Liebe

Hans Werner Neske, Xanten,
Fax in der Nacht vom 6. auf den 7. Februar 2000

STUFEN

Wie jede Blüte welkt und jede Jugend
dem Alter weicht, blüht jede Lebensstufe,
blüht jede Weisheit auch und jede Tugend
zu ihrer Zeit und darf nicht ewig dauern.
Es muss das Herz bei jedem Lebensrufe

bereit zum Abschied sein und Neubeginn,
um sich in Tapferkeit und ohne Trauern
in andere, neue Bindungen zu geben.
Und jedem Anhang wohnt ein Zauber inne,
der uns beschützt und der uns hilft, zu leben.

Wir sollen heiter Raum um Raum durchschreiten,
an keinem wie an einer Heimat hängen,
der Weltgeist will nicht fesseln uns und engen,
er will uns Stuf' um Stufe heben, weiten.
Kaum sind wir heimisch einem Lebenskreise
und traulich eingewohnt, so droht Erschlaffen;
nur wer bereit zu Aufbruch ist und Reise,
mag lähmender Gewöhnung sich entraffen.

Es wird vielleicht auch noch die Todesstunde
uns neuen Räumen jung entgegen senden,
des Lebens Ruf an uns wird niemals enden…
wohl an denn, Herz, nimm Abschied und gesunde!

Gerda und Bernd Harzig, Hamburg,
Fax am Morgen des 7. Februar 2000

Liebe Christina,
als ich gestern in der Nacht mein Büro verließ, habe ich es nicht über das Herz gebracht, die angezündete Kerze für Michael zu löschen. Als ich gerade ins Büro kam, brannte die Kerze immer noch. Gleichmäßig und ohne Flackern. Jetzt bin ich ganz beruhigt, und du kannst es auch sein, da bin ich sicher. Es wird ihm nichts geschehen.

8. Februar 2000
Ich lebe ja noch

Aus dem Nebel heraus ist das Erste, was ich sehe, eine Uhr. Eine Uhr, die tickt!

Also dachte ich: »Du lebst! Kaum zu glauben, Michael: Du lebst!«

Dann höre ich schon Stimmen: »Gut, Herr Lesch! Sie sind ja wach geworden.«

Das war meine zweite Wahrnehmung: »Richtig, du hast dich nicht getäuscht: Du bist noch auf dieser Welt!«

Ich höre, ich sehe, ich atme, ich rieche, ich fühle.

Dann erscheint auch Professor Siedek. Und der sagt mir ganz ruhig: »Also, Herr Lesch … es hat bei Ihrer Operation gewisse Komplikationen gegeben!«

Mit trockenem Hals stöhnte ich: »Welche Komplikationen? Was genau?«

»Wissen Sie, die Sache war so, und ich kann Ihnen nur versichern, dass dies in der Hektik einfach passieren kann: Aber in der Eile, Ihr Leben zu retten, wurde Ihr Magen nicht ausgepumpt.«

»Und?«

»Nun, bei der Intubation hat sich der Mageninhalt in Ihre Lunge ergossen, und wir mussten Ihre Lunge zwei Mal waschen. Dann habe ich Sie operiert.«

»Ich musste Ihnen 20 Zentimeter Darm wegschneiden, weil die Verwachsungen so stark waren. Dann stand ich vor einem Problem: Durch die Chemotherapie ist Ihr Darm porös geworden. Noch aus dem Operationssaal rief ich einen Kollegen an, der große Erfahrung auf diesem Gebiet hat. Er sagte mir: Wir müssen auf Nummer sicher gehen.«

»Auf Nummer sicher gehen?«

»Ja. Dieser Kollege riet mir, Ihren porösen Darm nicht mehr zu vernähen. Und da blieb mir nichts anderes übrig ... und ich weiß nicht, ob Sie das schon festgestellt haben ... also, Sie haben jetzt da rechts vorn, oben auf der Bauchdecke, da haben Sie jetzt einen kleinen Beutel!«

»Was habe ich da?«, frage ich tonlos. »Einen kleinen Beutel?«

»Herr Lesch, Sie haben jetzt einen künstlichen Darmausgang.«

Bisher hatte ich das überhaupt noch nicht registriert.

Bis zu der Sekunde, als Professor Siedek mir sagte: »Künstlicher Darmausgang.«

Ich schiebe die Decke weg. Und dann sehe ich diesen Plastikbeutel.

Das war der Punkt, an dem ich an allem verzweifelte. Der Punkt, an dem ich mir sagte: »Jetzt reicht's. Jetzt ist Schluss! Nicht das! Nicht ein Beutel, der an mir hängt! Das nicht!«

Du hast einen Schnitt durch die Bauchdecke, da ist ein Loch, da kommt der Darm raus. Mit Verlaub: Da kommt deine Scheiße raus. Drum herum ist mit Klebstoff eine Platte befestigt, und auf diese Platte wird der Beutel geschraubt. Am anderen Ende des Beutels ist eine Klammer. Und immer, wenn dein Organismus etwas verdaut, entleert sich der Darm in diesen Beutel. Und wenn du den Beutel entleeren musst, öffnest du diese Klammer.

Da ich einen Dünndarmausgang hatte, ging alles, was ich eine halbe Stunde vorher gegessen hatte, sofort in den Beutel.

Und was noch schlimmer war: Der Dickdarm, der ja alle Nährstoffe, Vitamine und Mineralien aus der Nahrung verwertet, war bei mir nun ausgeschaltet.

Dadurch wurde mein Körper noch zusätzlich geschwächt!

Ich verlor zunehmend an Gewicht.

Hatte ich bisher, trotz Krebs und Chemotherapie, ein verhältnismäßig normales Leben geführt – mit ein bisschen Golfspielen, mit In-die-Sauna-Gehen, mit ein bisschen Schwimmen, mit allem, was ich gern machte – dann war das jetzt alles vorbei.

Jetzt, mit diesem Beutel am Bauch, dachte ich nur: Michael, dein Leben ist zu Ende!

Tagebucheintrag Christina

Aufatmen!

Die Werte stabilisieren sich!

Keine Infektion!

Aber Michael liegt völlig apathisch da.

Ich sehe das durch das kleine Fenster der Intensivstation.

Ich darf nicht zu ihm. Wegen der Infektionsgefahr.

10. Februar 2000
Ich will nicht mehr leben

Ich will nicht mehr. Ich mag diese Scheiße nicht!

Jetzt bin ich wirklich nicht mehr ich.

Jetzt habe ich keine Möglichkeit mehr, nach draußen zu gehen.

Mit diesem Beutel ist mein Leben nicht mehr lebenswert.

Ich liege nur apathisch da.

Ich habe alles respektiert, alles, alles ertragen, immer versucht, alles positiv zu sehen: die Diagnose. Die Chemotherapie. Das Gift. Den Port in meiner Brust. Aber dieser Beutel an meinem Bauch – meine eigene Scheiße: Nein, das nicht!

Christina kam, auch ihr Bruder Jochen. Er brachte mir eine Eisenskulptur mit, die er selbst gemacht hatte. Aus Nägeln und Schrauben hatte er einen Golfspieler gestaltet. Das sollte bedeuten: »Denk daran, du bist ein Golfer aus Eisen.«

Ich denke nur an diesen verfluchten Beutel.

Christina fragte, ob ich Zeitungen wolle.

Nein. Dieser Beutel da unten …

Jochen fragt, ob ich einen Fernseher haben wolle.

Nein. Dieser Beutel da unten …

Ich will nichts. Ich will nichts lesen, nichts wissen, nichts sehen, nichts hören. Ich will nur noch eines: Ich will, dass dieser Beutel wegkommt!

Ich sage zu Christina: »Unter diesen Voraussetzungen habe ich keinen Bock mehr zu leben. Ich gehe in ein anderes Krankenhaus. Heute noch. Wenn die mir hier diesen Beutel nicht wegnehmen, dann lasse ich das woanders machen. Ich will so nicht leben!«

Tagebucheintrag Christina

Michael liegt auf der Intensivstation.

Er ist wieder wach. Mein Bruder und ich wollen ihm etwas Gutes tun, Zeitungen, einen Fernseher besorgen. Aber er will gar nichts.

Da stehen wir beide nun an seinem Bett, eingehüllt in grüne, sterile Kittel, einen grünen Mundschutz, eine grüne Kap-

pe auf dem Kopf. Die Hände stecken in weißen Gummihandschuhen. Wie gern hätte ich Michael angefasst, ihn berührt, gestreichelt. Doch das durfte ich nicht. Es bestand ja immer noch höchste Infektionsgefahr.

Stattdessen versuchen wir, ihn irgendwie aufzuheitern, ihn abzulenken, aus seiner Lethargie zu reißen. Nichts scheint ihn zu berühren, ihn zu interessieren.

Bis Jochen den richtigen Dreh findet: Heute, am Samstag, komme doch die Fußball-Bundesliga im Fernsehen.

Wir können ihn am Ende doch zu einem TV-Gerät und einer Zeitung überreden.

Ein gutes Zeichen.

12. Februar 2000
Der Beutel, mein neuer Feind

Ich bin verzweifelt. So nicht, nicht mit mir.

Ich habe mit Christina debattiert: »Das kommt nicht infrage, so geht es nicht weiter; ich will diesen verdammte Beutel sofort wieder weghaben.«

»Michael«, sagte Christina, »die Ärzte haben doch gesagt, dass es nur vorübergehend ist. Für die nächsten drei Wochen. Danach wird man weitersehen.«

Ich sage nichts mehr. Diese Schmerzen!

Wenn dir die Bauchdecke von oberhalb des Nabels bis hin zur Scham aufgeschnitten wurde, wenn die gesamte Bauchmuskulatur, die du zum Aufstehen, zum Gehen, zum Sitzen brauchst, durchtrennt worden ist, dann ist dein Körper nur noch ein einziger Schmerz.

Mit den modernen Medikamenten kannst du natürlich die Schmerzen in erträglichen Grenzen halten, aber sie sind da. Besonders dann, wenn du – was die moderne Medizin ja fordert – nach einer Operation wieder aufstehen und dich bewegen sollst.

Ich bin diesen Gang auf der Intensivstation entlanggekrochen, und immer hing dieser Beutel an mir.

Der Beutel war mein ärgster Feind, aber auch mein intimster Partner. Und in diesen Momenten habe ich mir geschworen: »Weg mit ihm. Ich will ihn loswerden. Ob die Chemotherapie erfolgreich weitergehen kann oder nicht, ist mir egal. So will ich nicht leben. Ich kann das nicht.«

Tagebucheintrag Christina

Michael liegt immer noch auf der Intensivstation.
Er ist immer noch sehr deprimiert.
Aber sein Fernseher läuft.
Und es gibt noch einen Lichtblick: Er verlangt ein Bier!
Was er prompt bekommt!
Ein wunderbares Zeichen.

15. Februar 2000
Der »harte Hund« rettet mein Leben

Ich will ihm wirklich nicht zu nahe treten, meinem Professor Schoenemann, aber er war schon ein »harter Hund«. Das kann man wirklich so ausdrücken.

Mit ihm hatten Christina und ich dann auch das wohl für die gesamte Therapie entscheidende Gespräch. Und das dauerte zwei Stunden.

Das Gespräch begann verhältnismäßig ruhig, wurde dann aber lauter und lauter. Später weinte Christina bitterlich, und letztendlich flossen auch bei mir die Tränen.

Diesem Gespräch verdanke ich wahrscheinlich mein Leben.

Professor Schoenemann hat mir klipp und klar gesagt, was ich lange nicht akzeptieren wollte.

»Ich weiß, Herr Lesch«, sagte der Professor, »dass Sie mit uns unzufrieden sind, weil Sie diesen künstlichen Darmausgang haben. Obwohl Sie intelligent genug sein müssten einzusehen, dass dieser Beutel Ihnen das Leben rettet.«

»Schluss, aus, Ende. Ich will, dass morgen dieser Beutel von meinem Bauch verschwindet.«

»Herr Lesch, jetzt haben wir fast die Hälfte der Chemotherapie geschafft.«

Ich brüllte: »Was reden Sie da von ›geschafft‹? Ich vegetiere hier nur noch vor mich hin. Wenn ich auch nur ein Stückchen Kuchen esse, dann sehe ich dieses Stückchen Kuchen zehn Minuten später als braune Scheiße an meinem Bauch hängen. Das ist doch kein Leben mehr.«

»Nun gut: Ich verstehe Sie ja …«

»Sie verstehen nichts, gar nichts«, steigerte ich mich in eine sinnlose Wut hinein. »Mein gesamtes Leben war ich ein freier Mensch. Und jetzt?«

»Gut, Herr Lesch«, erwiderte Professor Schoenemann, »das ist Ihre Sicht. Nun darf ich Ihnen mal meine sagen! Sie sind hier ein Patient von vielen. Und viele kämpfen um ihr

Leben, die weitaus übler dran sind als Sie. Wenn Sie jetzt auf Teufel komm raus Ihren sturen Schädel durchsetzen wollen und sich diesen Beutel praktisch von der Hüfte wegreißen lassen wollen und sich in der jetzigen Situation dem Risiko einer neuen Operation aussetzen – dann gefährden Sie die gesamte Chemotherapie.

Denn die Chemotherapie kann nur Erfolg haben, wenn sie im festgesetzten Zyklus von drei Wochen verabreicht wird. Für eine erneute Operation sind Sie momentan zu schwach, und nächste Woche beginnt Ihre vierte Chemotherapie. Wenn Sie jetzt drei oder vier Wochen warten, um sich erneut operieren zu lassen, kann der Krebs die Überhand gewinnen.«

Er sah mich streng und durchdringend an: »Und noch etwas: Solange Sie die Chemotherapie verabreicht bekommen, wird der Darm immer eine Schwachstelle bleiben. Selbst bei einer etwaigen Rückverlegung besteht die Gefahr eines erneuten Darmverschlusses. Und ob Sie die nächste Notoperation überleben werden, möchte ich angesichts Ihres momentanen Zustandes sehr bezweifeln.«

Damit traf der Professor genau den wunden Punkt bei Christina. Sie fing an zu weinen und beschwor mich, dem Ratschlag des Professors zu folgen.

»Bitte, Michael. Sei doch vernünftig.«

Heute – rückblickend – kann ich nur sagen: Gott sei Dank siegten bei mir letztlich doch die Vernunft und die Tränen von Christina.

Mir schoss durch den Kopf: »Sollen all die Schmerzen, all diese Qualen, all das, was du bisher durchgemacht hast – soll das jetzt wirklich umsonst gewesen sein? Oder musst du einfach begreifen, akzeptieren, dass dir in den nächsten Wochen und Monaten ein anderes Leben bevorsteht? Ein sehr begrenztes Leben!«

Angesichts dieser Entscheidung fing ich auch an zu weinen: »Liebling, ich hoffe, du verstehst mich. Aber mit diesem Beutel könnte ich auf Dauer nicht leben.«

»Herr Lesch«, sagte Professor Schoenemann, »sobald die Chemotherapie zu Ende ist, sobald Sie wieder bei Kräften sind, können wir den Darm zurückverlegen. Dieser Beutel ist doch keine endgültige Geschichte!«

Keine endgültige Geschichte. Das war das Stichwort. Das machte mir wieder Mut.

Später, als ich allein war, kam mir ein furchtbarer Gedanke: »Wenn es nicht rückgängig zu machen wäre? Wie hätte ich mich dann entschieden? Nein: besser erst gar nicht an so etwas denken.«

16. Februar 2000
Tiefe Krise

Ich hasse diese Ärzte.

Ich hasse alle Schwestern!

Ich hasse mein Leben.

Ich hasse diesen Beutel.

Verdammt, wie ich diese Krankheit hasse!

Ich liege in meinem Bett. Und denke, denke, denke.

Ich werde nun monatelang mit diesem verdammten Beutel leben müssen.

Wäre es da nicht besser, wenn ich gleich in der Klinik bleiben würde?

Ich wusste ja, was auf Christina und mich zukommen würde. Bis zu 15 Mal am Tag den Beutel leeren. Und nachts? Drei bis fünf Mal. Wenn ich Glück hatte. Schlafen? Das wurde ein Fremdwort. Da halfen nur noch starke Schlaftabletten, um wenigstens stundenweise wegzudämmern.

Das alles wollte ich Christina nicht zumuten.

Nein, das kann ich ihr nicht zumuten.

Tagebucheintrag Christina

Michael steckt in einer sehr tiefen Krise. Er will die Klinik bis zum Ende der Chemotherapie nicht mehr verlassen. Er will nicht mehr nach Hause kommen, weil er meint, dass er mir nur zur Last fällt.

17. Februar 2000
Ich will nicht mehr nach Hause!

Die Tage sind ein Albtraum.

Ich bin in dieser Zeit, obwohl ich es gar nicht wollte, auch psychologisch betreut worden.

Die Dame kam in mein Krankenzimmer. Aber ich wollte gar nicht mit ihr reden. »Liebe Frau Doktor, die Sache ist einfach so: Ich kann meine eigene Scheiße nicht sehen. Das ist es. Punkt. Ende. Aus.«

»Ja, aber lieber Herr Lesch, Sie sollten sich doch einmal Folgendes durch den Kopf gehen lassen …«, begann sie in diesem typischen Psychologendeutsch.

»Nichts da. Ich habe mit Psychologie nichts am Hut. Das machen Sie mal bei Leuten, die psychisch ein bisschen labiler sind. Und jetzt ist Schluss.«

Dann ging sie.

Was mich später maßlos geärgert hat: Ich habe mit dieser Frau gar nicht gesprochen. Trotzdem hat sie mir das Gespräch voll berechnet. Das fand ich frech.

Psychologen! Der Komiker Danny Kaye hat mal gesagt: »Psychologen oder Psychiater sind die Leute, die für die Luftschlösser anderer Leute die Miete kassieren.«

Der normale Mensch Michael Lesch hat statt einer Psychotherapie Folgendes gemacht: Er hat mit der Krankenschwester, die für die Patienten mit künstlichem Darmausgang zuständig war, ein Abkommen getroffen. Schwester Monika würde mich betreuen, auch zu Hause, sie würde alles erledigen: Die Platte zweimal in der Woche abmachen, alles säubern, alles eincremen. Denn das war es, was ich eben nicht konnte und nicht wollte: Ich wollte diesen Darmausgang nicht ansehen, konnte nicht anschauen, wie daraus meine Scheiße drang. Schwester Monika war Profi – und sie hat mir enorm geholfen. Dafür bekam sie ein ordentliches Taschengeld für ihr Pferd. Das ist ihr großes Hobby. Wir wurden ein starkes Team.

Danke, Monika. Danke, danke.

Tagebucheintrag Christina

Endlich! Ich kann Michael doch überzeugen, wieder nach Hause zu kommen. Aber seine Psyche ist immer noch auf dem Nullpunkt.

Die Tränen fließen unaufhaltsam!

Aber ich bin froh, dass es Monika gibt! Nicht nur wegen der unangenehmen Arbeit. Monika bringt immer gute Laune und den Geruch von einem frischen Feld oder einem Bauernhof mit. Es ist wie ein Stück Natur, die sie mit zu uns bringt.

Monika hat immer genug Zeit, um mit uns einen Espresso zu trinken und uns die eine oder andere Geschichte aus ihrem Beruf zu erzählen. Wir bewundern sie beide sehr, denn die meisten Menschen, mit denen sie zu tun hat, sind Patienten mit Darmkrebs. Was würden die Kranken dieser Welt nur ohne die vielen »Monikas« machen?

18. Februar 2000
Ich bin nur mehr ein stinkender Beutel

Heute bin ich aus dem Krankenhaus entlassen worden. Aber was macht man denn zu Hause mit dem Beutel?

Früher trug ich immer Hose und Hemd. Jetzt trug ich nur noch einen Bademantel. Der Beutel hing an der Seite. Schwester Monika kam zweimal in der Woche und tauschte den Beutel aus. Ausleeren musste ich ihn allerdings selbst.

Ich konnte mich ja nicht mehr normal auf die Toilette setzen. Ich musste eine eigene Technik entwickeln.

Da saß ich dann auf der Toilette, im Damensitz, wie auf einem Pferd. Seitlich leerte ich den Inhalt des Beutels in die Toilette. Und dann klammerte ich alles wieder zu, putzte den Beutel ab, zog mir den Bademantel darüber – und fühlte mich dreckig, stinkend, beschissen.

Und wie schlägt man die Zeit tot? Mit Lesen? Das fiel mir immer schwerer. Wegen der Gifte in meinem Körper.

Trotzdem las ich das Buch von Lance Armstrong, dem Gewinner der Tour de France. Wie er seinen Hodenkrebs überwand. Wie ihm zwei Gehirntumore entfernt wurden.

Ich las das Buch in Etappen.

Und ich sah fern. Das war dann eine Hölle der ganz anderen Art. Ich wusste ja gar nicht, welch unerträglicher Irrsinn am Nachmittag ausgestrahlt wird. Egal wohin ich zappte, überall erbärmlicher Schrott. Man müsste wirklich mal die Fernsehmacher zwingen, sich eine Woche lang ihre eigenen Sendungen anzusehen. In einer leichten Isolationshaft.

Wenn es mir den Umständen entsprechend gut geht, kreisen meine Gedanken immer um das Essen. Ich habe es mir angewöhnt, für Christina einen Einkaufszettel zu schreiben. In meiner Fantasie gehe ich mit diesem Einkaufszettel durch unseren Supermarkt. Aber ich verlasse das Haus nicht mehr.

Der Supermarkt ist doch nur zwei Minuten von unserer Wohnung entfernt. Von der Terrasse aus kann ich ihn sehen. Es wäre so einfach: Ich ziehe mir eine weite Hose an, darüber ein großes T-Shirt. Und ich gehe jetzt einfach da hin.

Ich fühle mich doch gut, und ich habe Appetit auf das, was ich auf meinen Einkaufszettel geschrieben habe.

Also, was hindert mich?

Nichts! Außer meiner Angst!

Was ist, wenn ich einfach so gehe und die Lebensmittel in den Einkaufswagen packe? Ich bin schon an der Kasse, und dann löst sich der Beutel von der Platte! Eine winzige Unachtsamkeit beim Säubern der Platte, eine ungeschickte Bewegung von mir, ein unbeabsichtigtes Anrempeln meiner Person – und schon ist es passiert. Es durchtränkt meine Hose und läuft über meinen Schuh auf den Fußboden. Nein,

nein, niemals! Auch wenn es wahrscheinlich nie passieren würde: Allein die Vorstellung verursacht mir Albträume.

Was bin ich glücklich, dass Christina immer da ist.

Sie war bei mir. In diesen furchtbaren Nächten. In diesen endlosen, grausamen Nächten, in denen ich nur noch mit Schlaftabletten ein bisschen Ruhe fand.

Bald waren meine Nächte wie Tage und die Tage wurden zu Nächten.

Außerdem wurde ich immer schwächer.

Es war die Zeit von zehn Quadratmetern Deutschland: Bett, Bad, Tisch, Sessel.

Und die Menschen fingen an zu spekulieren: Geht es ihm schlechter?

Natürlich ging es mir schlechter!

Aber diesen künstlichen Darmausgang wollte ich nicht öffentlich machen.

Ich schämte mich ganz einfach!

Aus dem anfangs mutigen Kämpfer wurde mehr und mehr ein schwacher Mensch.

Um überhaupt etwas Ruhe vor den Medien zu haben, entschlossen wir uns, eine exklusive Berichterstattung mit der größten deutschen Frauenzeitschrift »Neue Post« zu vereinbaren. Das Medieninteresse hatte ja nicht nachgelassen, im Gegenteil.

Christian Pantel, Fotograf bei der »Neuen Post«, kannte ich seit fast 20 Jahren.

Ihm vertraute ich. Mit ihm konnten wir jedes Foto absprechen und hatten die Garantie, dass auch nur diese Fotos veröffentlicht werden würden.

Zu diesem Zeitpunkt konnte ich einfach keinen fremden Menschen um mich haben.

Verdammt, ich bin krank, schwer krank!

Brief von Alois Hartl, Bad Griesbach

Lieber Michael,
aus der Zeitung habe ich von deiner Krankheit erfahren. Meine Familie und ich drücken dir selbstverständlich alle Daumen und wünschen dir alles Gute.

Brief von Anne Büschboll, Düsseldorf

Lieber Michael,
der Frühling kommt bald – der Golfplatz wartet auf Sie und ich wünsche so sehr, dass Sie bald wieder in der Lage sind, Golf zu spielen.

23. Februar 2000
Hühnchen, Champagner – was will ich mehr?

Heute ist der Tag, an dem mein vierter Chemozyklus beginnt. Ich liege in meinem Krankenbett und bin nur mehr ein Schatten meiner selbst.

Wieder tröpfelt die glutrote Flüssigkeit in meine Venen.

»Es ist Halbzeit«, denke ich. »Du hast die erste Hälfte stark begonnen, aber dann kontinuierlich abgebaut. Wird deine Kraft für die zweite Halbzeit reichen?«

Abends kommt Christina. Sie kommt mit ihren einzigartigen, selbst gemachten Hühnerkeulen, einer Flasche Champagner und einem CD-Player. Wir spielen Musik von Santana und Chet Baker.

»Ich denke«, sagt Christina, »wir haben allen Grund zu feiern. Die erste Hälfte ist geschafft. Du lebst. Das ist das Wichtigste.«

Christina hatte wie immer Recht. Ich lebte.

Mir fiel mein Kollege Siegfried Wischnewski ein. Er spielte in der Serie »Ein Heim für Tiere« die Hauptrolle, den Dr. Willy Bayer.

Wischnewski galt als schwieriger Mensch. Unsinn. Er ließ nur nicht jeden Dummkopf an sich heran. Er war einer der nettesten und umgänglichsten Menschen, die ich in unserem Beruf bis dahin getroffen hatte.

Zu Beginn der Dreharbeiten zu »Ein Heim für Tiere« wollte Siegfried uns alle beim Abendessen besser kennen lernen. Uns, das waren Marion Kracht, Angela Pschigode und ich, der die Rolle des Dr. Horst Nenner spielte.

Ich bestellte uns einen Tisch im »Fofi«, einem In-Griechen in Berlin. Es wurde ein unheimlich lustiges Essen. Kein Wunder, wir haben zusammen garantiert acht Flaschen Weißwein getrunken. Und dann kam Marion auf die wirklich tolle Idee: »Jetzt sollten wir alle einen Tequila trinken. Mit dem Ergebnis, dass wir schließlich eine ganze Flasche leerten.

Irgendwann endeten wir dann in der »Todeszelle«. Das war die legendäre Bar im Hotel Schweizer Hof. Leider gibt es weder das Hotel noch die Bar in ihrer ursprünglichen Form mehr. Warum die Bar »Todeszelle« hieß? Keine Ahnung! Vielleicht, weil jeder mehr tot als lebendig morgens aus dieser Bar herauskam.

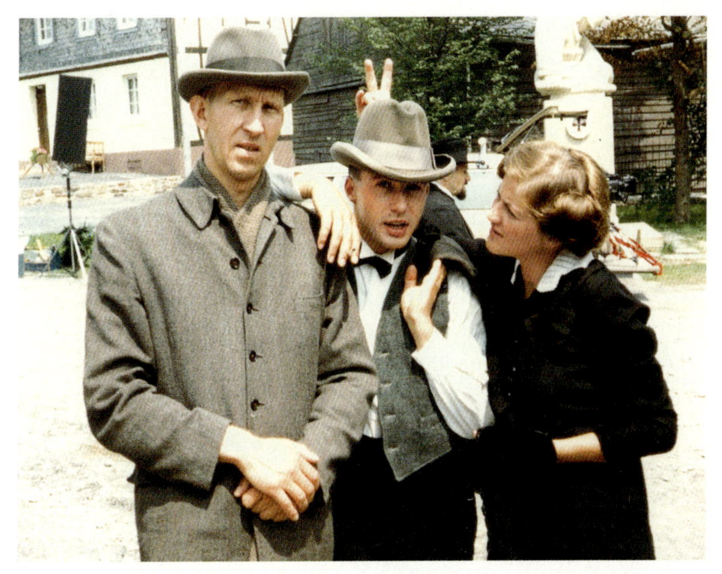

Die erste große Fernsehrolle: Michael Lesch 1981 in Edgar Reitz' legendärem Fernsehepos »Heimat« als Paul Simon. (Foto: Privatarchiv Michael Lesch)

Die »Freunde fürs Leben«: Stephan Schwartz, Bernd Herzsprung und Michael Lesch als Dr. Stefan Junginger, den er sechs Jahre spielte. (Foto: Privatarchiv Michael Lesch)

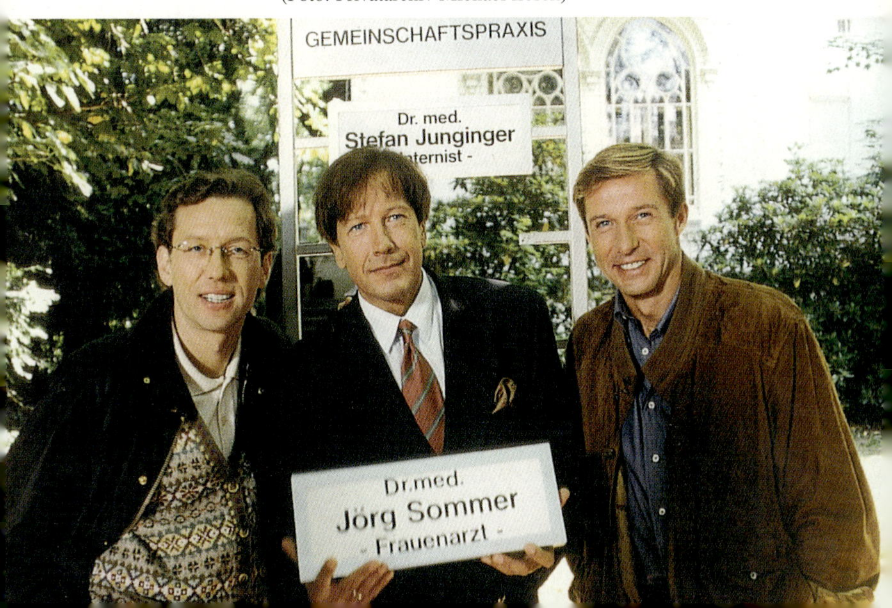

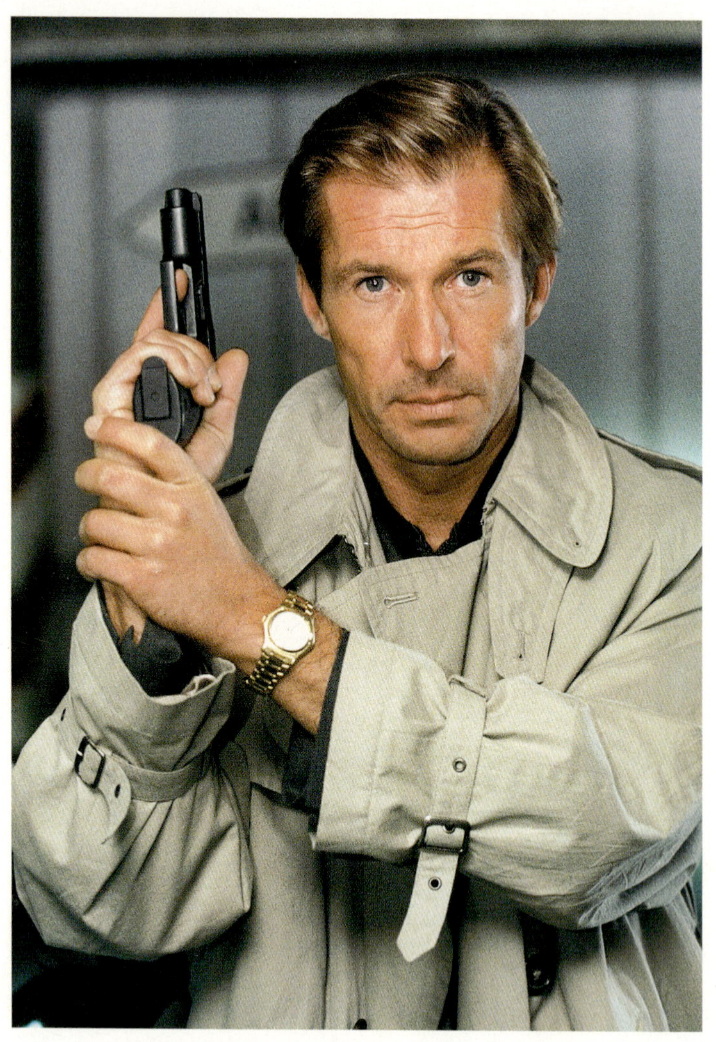

»Der Fahnder«. Michael Lesch als Martin Riemann.
(Foto: ZIK-EXPRESS, Köln)

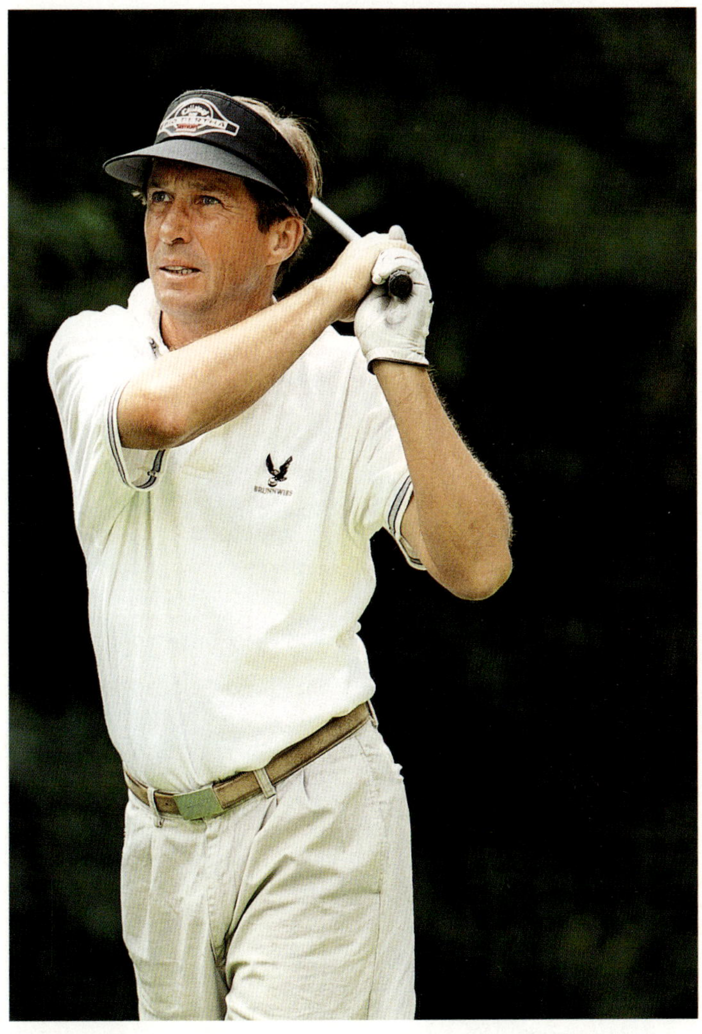

Golf ist seine große Leidenschaft. Michael Lesch hat Handicap 5.
(Foto: Privatarchiv Michael Lesch)

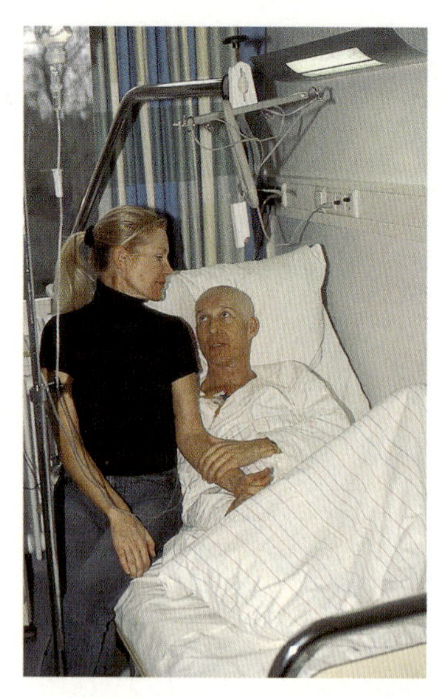

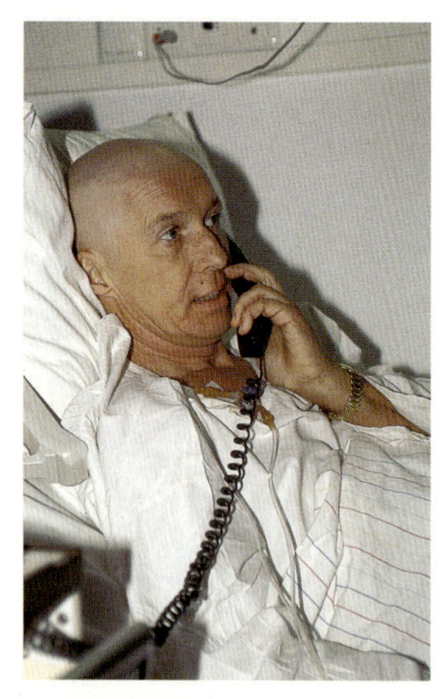

Szenen einer Krankheit:
Michael Lesch in der Klinik mit Christina,
am Telefon und in seiner Kölner Wohnung.
(Foto: Christian Pantel, © Neue Post, Hamburg)

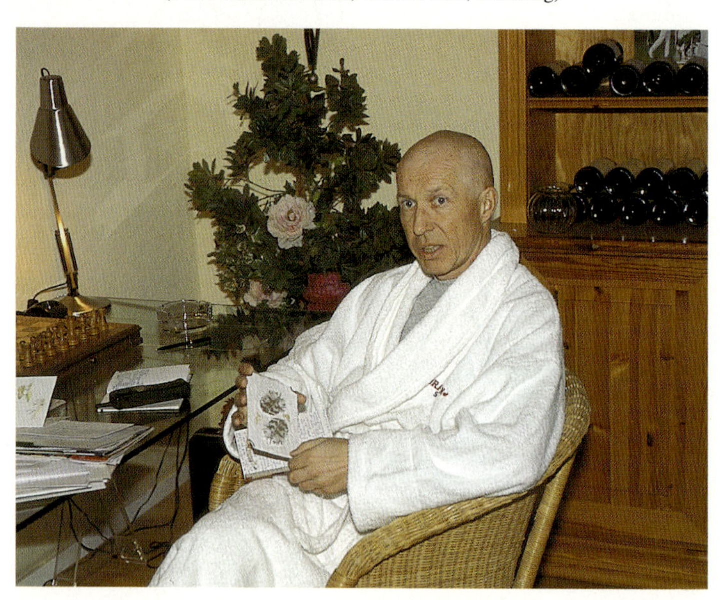

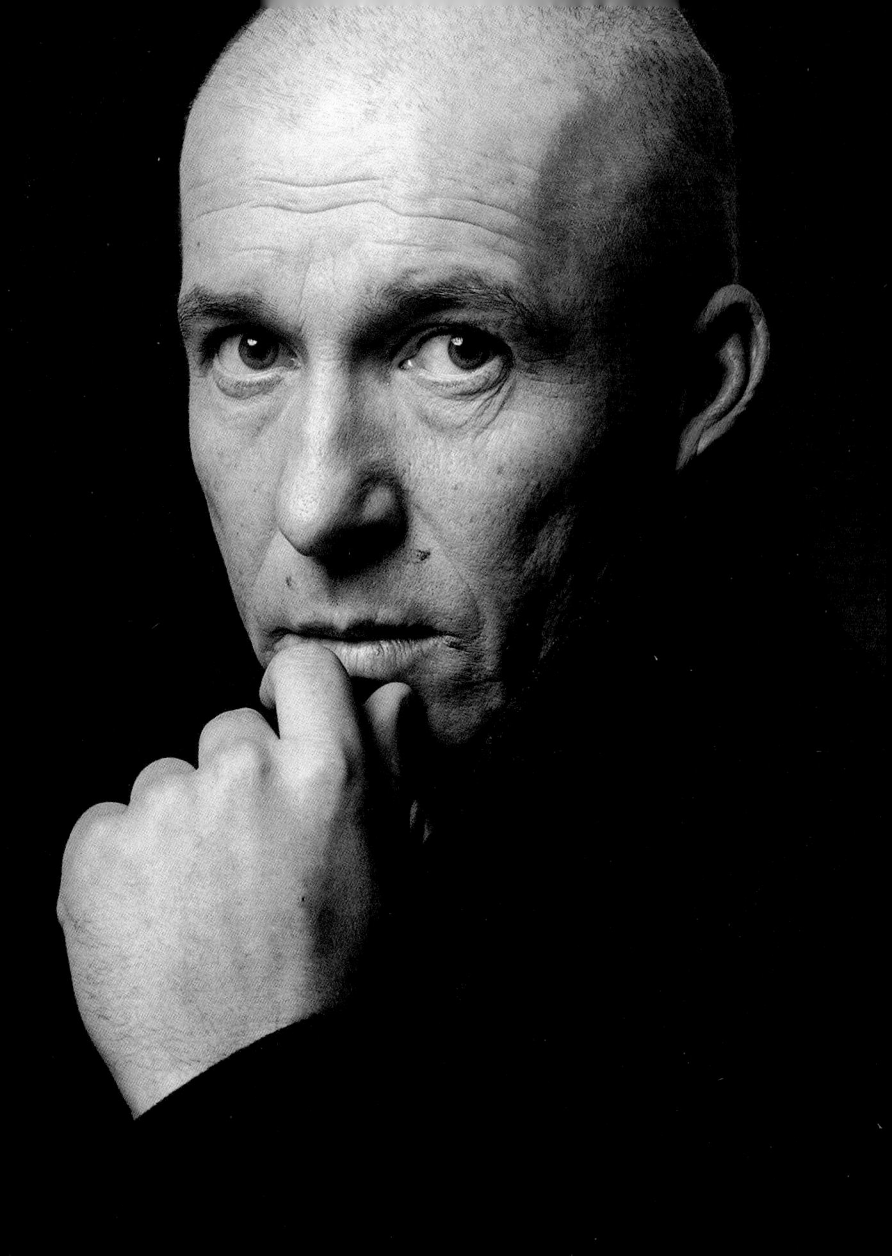

Porträtaufnahme während der Chemotherapie.
(Foto: Alexander Basta, Düsseldorf)

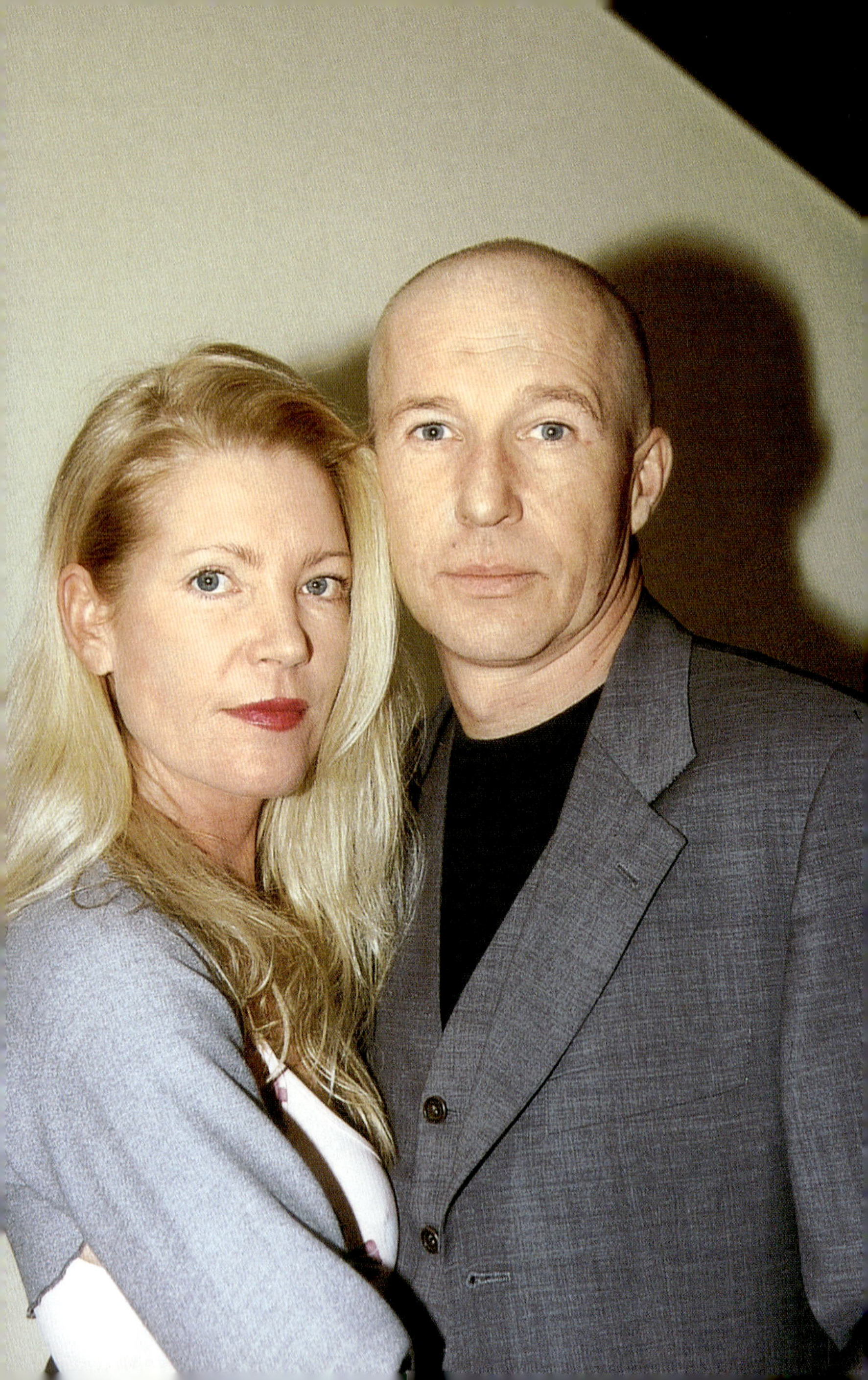

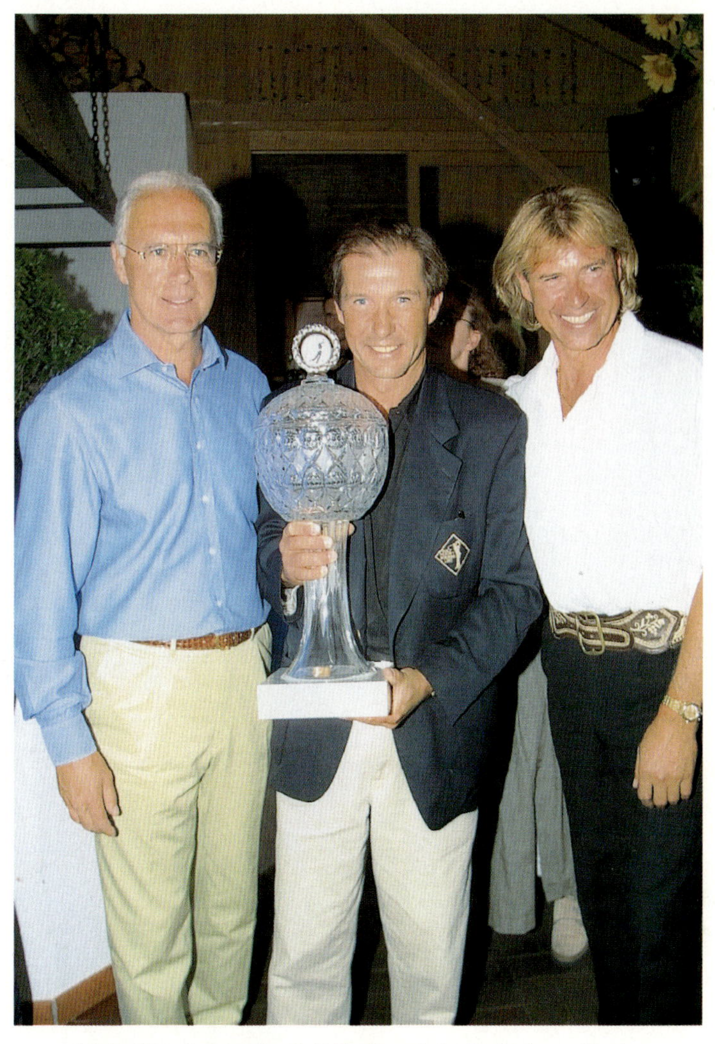

Michael Lesch als großer Golf-Gewinner beim Beckenbauer-Turnier in Bad Griesbach 2001 zwischen Franz Beckenbauer und Hansi Hinterseer. (Foto: Georg Gerleigner, Bad Griesbach)

linke Seite: Michael und Christina im Januar 2000. (Foto: Erwin Schneider, München)

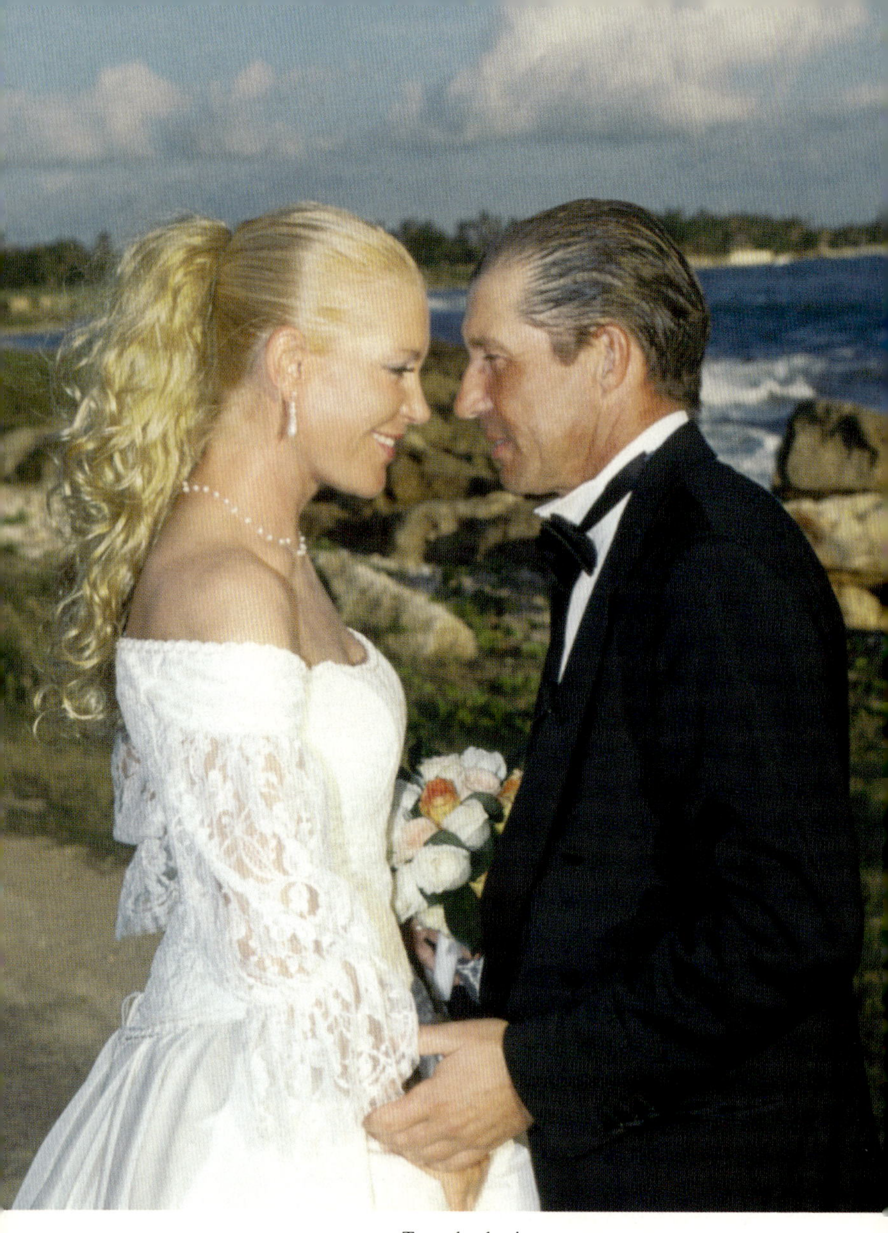

Traumhochzeit:
Am 28. Dezember 2000 heiraten Michael und Christina in der Dominikanischen Republik – natürlich auf einem Golfplatz.
(Foto: Christian Pantel, © Neue Post, Hamburg)

Als Marion und Angela schließlich gegen 3.00 Uhr morgens ihre Zimmer ansteuerten, meinte Siegfried trocken: »Junge, jetzt können wir ja in Ruhe noch einen trinken.«

Und dann saßen Siegfried und ich an der Bar, und wir haben bis zum Morgengrauen gesoffen wie die Stiere. Ich war so blau wie noch nie in meinem Leben. Dann sind wir für eine Stunde ins Bett gegangen und sind noch völlig betrunken zum Drehort gekommen. Damals habe ich mir geschworen: »Michael, das passiert dir nie wieder in deinem Leben! Niemals mehr kommst du in einem solchen Zustand an den Drehort.«

Im Großen und Ganzen hielt ich mich im Laufe der Jahre auch an dieses mir selbst gegebene Versprechen.

Siegfried und ich schafften den Drehtag – mit eiserner Disziplin. Er war schon ein großartiger Kollege, ein toller Mensch. Umso grauenhafter war sein Tod. Man hörte immer dieses leichte Zischen, wenn er sprach. Er hatte Bronchialkrebs. Daran starb er.

Doch ich – ich will noch nicht sterben. Nein, ich will noch lange leben. Und dann auf einem schönen Golfplatz tot umfallen – am liebsten nach einem »Hole in One«.

Tagebucheintrag Christina

Die Hälfte ist geschafft! Als ich Michael am Abend in der Klinik besuche, geht es ihm doch ganz gut. Wonach auch immer ihm der Sinn steht, ich koche und besorge alles, was er mag.

Wenn es Michael nicht gut geht, gibt es Hühnersuppe. Heute habe ich Hühnerkeulen, Champagner und Musik mitgebracht. Das gefällt ihm, meinem Schatz.

Und meine Nerven beruhigen sich ein wenig …

26. Februar 2000
Was ist los?

Ich bin gestern entlassen worden. Eigentlich müsste ich doch gut drauf sein. Im Fernsehen läuft Fußball-Bundesliga. Köstliche Essensdüfte kommen aus der Küche.

In zwei Wochen beginnt die lang ersehnte Zwischenuntersuchung. Was ist mit den Tumoren geschehen? Haben die Zellgifte etwas bewirkt? Sind die Tumore immer noch so groß und so zahlreich? Oder sind sie schon ein bisschen kleiner geworden?

Ich versuche, mich auf den Fußball zu konzentrieren, aber es gelingt mir nicht. In mir wühlt eine Unruhe, ein Unbehagen. Was geht in mir vor? Kann es sein, dass ich Angst vor diesen Antworten habe?

Eines ist mir klar: Wenn es keine Anzeichen von Besserung gibt, wird es für mich ganz schwer. Die Chemotherapie hatte mir stärker zugesetzt, als ich wahrhaben wollte. Der Darmverschluss und der verdammte Beutel taten ein Übriges, um mich zu schwächen.

Endlos werde ich diese Therapie nicht durchhalten können.

Tagebucheintrag Christina

Michael fühlt sich zu schwach, um aufzustehen, und er hat rapide an Gewicht verloren.

Wieder ist eine Woche vergangen, heute bekommt er den zweiten Teil des vierten Therapiezyklus. Danach werden die Blutwerte erfahrungsgemäß wieder in den Keller gehen.

Wie kommen wir in die Klinik? Ich weiß es nicht. Michael liegt in seinem Bett und kann nicht mehr aufstehen.

Ich will einen Krankenwagen rufen, aber das will er auf keinen Fall.

Bloß kein Aufsehen erregen, denn darauf warten die Paparazzi. Ich will natürlich auch nicht diese elendigen Bilder am nächsten Tag in den Zeitungen sehen.

Trotz meiner Hilfe dauert es Ewigkeiten, bis Michael fertig angezogen ist. Wir müssen kurz auf den Fahrstuhl warten, und in diesem Moment rutscht Michael vor Kraftlosigkeit die Wand im Hausflur runter. Irgendwie schaffen wir den Weg in die Tiefgarage, und ich hole das Auto aus der Parkbucht.

Ich sehe im Rückspiegel, wie Michael wieder in sich zusammengefallen an der Kellerwand lehnt und mit aller Kraft versucht, die Augenblicke bis zum Einsteigen zu überbrücken.

Als ich Michael zwei Stunden später wieder abhole, sehe ich, wie er sich Arme und Beine massiert.

Die Schmerzattacken gehen wieder los!

Diese Phasen werden immer schlimmer und dauern immer länger …

Brief von Alexander Basta, Düsseldorf

Hallo, lieber Michael,
von Christina hörte ich am Montag in unserem Telefonat ein bisschen, wie es dir geht nach der letzten Chemotherapie.

Ich drücke dir auf jeden Fall die Daumen und wünsche dir weiterhin viel Kraft, den schwelenden Nager in dir mithilfe deines Kopfes und deines Körpers zu besiegen.

Alles Gute!

Tagebucheintrag Christina

Manchmal denke ich, dass ich das alles nicht mehr schaffe.

Mein Beruf, der Haushalt, das Kochen, mehrmals am Tag in die Klinik fahren, der wenige Schlaf.

Ich brate eine Scholle – und der Fisch ist nicht gut. Für mich schon ein Grund, auszuflippen!

Aber dann wird der Abend doch noch ganz schön.

Wir schmusen ein wenig. Ich spüre, wie mir Michael auch körperlich fehlt!

Gegen Mitternacht gehe ich doch noch an meinen Schreibtisch, um Überweisungen zu machen und meine Notizen für mein Tagebuch einzutragen. Später, im Schlafzimmer, sehe ich mir unser Bild von Mallorca an. Es wurde nach den Dreharbeiten zu »Freunde fürs Leben« aufgenommen. Wir hatten damals kurz entschlossen ein paar Tage verlängert, und Michael gönnte uns ein Golfwochenende. Es zeigt uns beide auf der Treppe eines Hotels.

Wie schön und wie unbeschwert er aussieht!

Ja, das ist der Mann, den ich liebe, und er ist es doch immer noch. Es fehlen zurzeit nur die Haare, die Augenbrauen, die Wimpern …

Das Bild gibt mir Kraft! Wir werden es schaffen. Ich weiß, dass wir es schaffen!

MÄRZ 2000

14. März 2000
Ein Professor kommt …

Am 13. März, einem Montag, kam ich wieder in das Elisabeth-Krankenhaus. Zwei Tage vor dem nächsten Chemozyklus.

Jetzt erfolgt also die Zwischenuntersuchung. Was wird sie wohl bringen? Was?

Es war Halbzeit. Und es stand eins zu null für mich! Denn ich hatte bis heute überlebt.

Wieder wurde bei mir das volle Programm durchgezogen: Computertomographie, Röntgenthorax, Blutuntersuchungen.

Während ich die ganze Prozedur über mich ergehen ließ, fiel mir eine andere Halbzeit ein.

Es war 1980. Damals war ich am Badischen Staatstheater in Karlsruhe engagiert. Ich war ja immer ein ganz guter Fußballer gewesen und spielte dort in der Theatermannschaft mit.

Gegen Ende der Spielzeit hatten wir noch ein großes Fußballturnier in Mannheim. Dort trafen die besten Theatermannschaften aus ganz Deutschland zusammen, um ihre Fußballmeisterschaft auszutragen.

Es war ein herrlich sonniger Tag.

Als sei es heute gewesen, erinnere ich mich: Ich bekam in der ersten Halbzeit an der Mittellinie den Ball. Ich umdribbelte drei, vier Gegenspieler und wollte am 16-Meter-Raum den Ball voll gegen das gegnerische Tor abziehen. Da kam ein Verteidiger von rechts und hielt einfach seinen Fuß dagegen, als ich gerade durchzog.

Die Diagnose: Schien- und Wadenbeinbruch! Den Bruch hörte man bis zur Tribüne.

Minuten später lag ich schon in der Klinik.

Dort wurde ich am nächsten Tag operiert. Ich bekam einen Kühn'schen Nagel ins Schienbein. Dieser Nagel ist etwa 30 cm lang, und wird durch das Knie gebohrt. Er stabilisiert das Schienbein und gleichzeitig soll so die Knochenbildung angeregt werden.

»Herr Lesch, Sie haben Glück, bei uns gelandet zu sein«, sagten mir die Ärzte. »Wir sind Spezialisten für solche Brüche.«

»Und wann kann ich wieder laufen?«

»So in zwei Monaten sind Sie wieder fit.«

»Na, dann ist wenigstens die nächste Spielzeit gerettet ...«, dachte ich.

Während der Theaterferien in der Sommerpause würde ich wieder gesund.

Aber bei mir ist eben alles ein bisschen anders.

Mein Bein wollte einfach nicht zusammenwachsen. Ich konnte mich nur auf Krücken bewegen und kehrte zu meinen Eltern nach Solingen zurück.

Ich laborierte Monat um Monat an dieser Verletzung, aber das Schienbein wollte nicht zusammenwachsen. Ich bekam Unterwassermassagen, Kalziumpräparate, um den Knochenbau zu stimulieren, alles Mögliche, aber nichts half.

Eines Tages kam meine Mutter vom Einkaufen: »Michael! Ich habe auf dem Markt jemanden getroffen, der hatte genau das gleiche Problem wie du auch. Bei ihm wollten die Knochen nicht zusammenwachsen. Und weißt du, was der gemacht hat?«

»Nein Mutter, aber ich bin sicher, du wirst es mir gleich sagen.«

»Der hat Mohrrüben gegessen.«

Und dann habe ich die Tasche meiner Mutter gesehen: Voller Mohrrüben!

Was soll ich sagen? Ich habe wie ein Karnickel Mohrrüben geknabbert, und was passierte? Tatsächlich war nach vier Wochen auf dem Röntgenschirm eine erste Kallusbildung zu sehen.

Ich hatte mal wieder Glück im Unglück. Statt einer weiteren drohenden Operation an der Bruchstelle wuchs mein Bein innerhalb der nächsten drei Monate zusammen.

Andererseits war mir mein Zweijahresvertrag mit dem Stadttheater Bamberg längst gekündigt worden. Der Intendant hatte inzwischen einen anderen jungen Schauspieler engagiert.

Am nächsten Morgen, dem 14. März, liege ich schon seit Stunden hellwach in meinem Bett. Ich muss immer an die Worte von Dr. Staib denken: »Sie haben gute Chancen, sehr gute Chancen ...«

Aber ist es wirklich so?

Wieder schaue ich auf meine Uhr. Die Zeit will nicht vergehen. Schwestern kommen und gehen, sie messen Fieber, sie verteilen die täglichen Tablettenrationen. Ich kann vor lauter Anspannung kaum noch atmen und schaue wieder auf die Uhr.

Wann endlich würde die Visite beginnen? Wann, verdammt noch mal, kommt Professor Schoenemann mit den Ergebnissen?

Die Tür zu meinem Krankenzimmer geht auf, und Professor Schoenemann kommt herein. Allein. Und zum ersten Mal in all den Monaten sah ich den Professor schmunzeln.

»Herr Lesch, ich habe gute Nachrichten für Sie.«

»Sind die Tumore kleiner geworden?«

»Ja«, sagte er, »die Tumore sind nicht nur kleiner geworden, sondern wie Butter in der Sonne weggeschmolzen.«

»Und die schlechte Nachricht?« Es musste doch irgendwo einen Haken geben.

»Ausnahmsweise gibt es bei Ihnen heute nur gute Nachrichten. Ich kann Ihnen sagen, dass wir nur noch Narbengewebe feststellen können, da, wo die Tumore saßen. Natürlich können in dem Narbengewebe noch vereinzelt Krebszellen existieren, trotzdem haben wir allen Grund, uns zu freuen.«

Und ich fragte: »Wir machen aber mit der Chemotherapie weiter?«

»Natürlich müssen wir mit der Chemo weitermachen. Aber heute können Sie einen draufmachen!«

So fröhlich hatte ich Professor Schoenemann noch nie erlebt.

Ich rief sofort Christina an: »Liebling, Schatz, Darling – du glaubst es nicht: Die Tumore sind so gut wie weg!«

Ich hörte Christina nur mehr weinen, hörte, wie ihr ein ganz, ganz großer Mühlstein vom Herzen fiel: »Mein Gott, Michael. Ich habe so gezittert. So gebetet.«

Und jetzt Kampfgeist bewahren: Auf in die letzten Runden!

Tagebucheintrag Christina

Ich versuche mir vorzustellen, wie es ist, wenn wir irgendwann mal wieder toll ausgehen. Aber das alles ist so weit weg.

Das Wetter trübt meine Stimmung weiter. Es regnet, schneit, stürmt.

Michael findet das Wetter gut, denn so kommt keine Sehnsucht nach dem Golfplatz auf.

Endlich die Nachricht, auf die wir alle so gehofft haben: Das Ergebnis der Zwischenuntersuchung hat ergeben, dass die vorhandenen Tumore vernichtet sind!

Eine wirklich gute Nachricht.

Aber unsere Freude ist verhalten.

Denn wir wissen: Es sind noch vier Chemos zu überstehen.

Und während dieser Zeit kann, wie wir wissen, sehr, sehr viel passieren …

15. März 2000
Eine Lunte wird gelegt

Heute beginnt mein fünfter Chemozyklus.

Christina und ich hatten Professor Schoenemann beim Wort genommen und gestern Abend die gute Nachricht ordentlich begossen. Vielleicht war ich deswegen heute Morgen ein bißchen müder als sonst, konnte es aber dennoch kaum erwarten, dass ich endlich wieder an meine Zellgifte angeschlossen werde.

Als ich beim Zähneputzen in den Spiegel schaute, dachte ich: »Du bist schmal im Gesicht geworden. Bald kannst du in diesen Horror-Streifen mitspielen, wo es von Zombies und Gespenstern nur so wimmelt.«

Gegen 11.00 Uhr schlossen sie mich wieder an. Wieder träufelten zunächst das Antiemetikum und das Beruhigungsmittel etwa eine Stunde lang in meine Venen.

Wieder einmal war ich dankbar und glücklich, dass ich mir den Port hatte einpflanzen lassen. Denn die Venen meines linken Armes waren immer noch blau, grün, gelb angelaufen und entzündet.

Dann war es so weit. Die Tür ging auf, und mein behandelnder Arzt kam mit einem Koffer herein. Er zog sich sterile Handschuhe an und entnahm dem Koffer einen Tropf mit jenem glutroten Zellgift, das ich immer zuerst verabreicht bekomme.

Der Grund, weshalb diese Gifte in einem Koffer transportiert werden und die Ärzte Schutzhandschuhe tragen, ist ein ganz einfacher: Diese Substanzen sind so giftig und wirken teilweise derart ätzend, dass sie die Haut bei Kontakt verbrennen. Und dieser Cocktail fließt in deine Blutbahnen.

»Wenn die Chemo durchgelaufen ist, klingeln Sie bitte wie immer«, sagte mir der Arzt. »Ich komme dann mit dem nächsten Tropf. Bis später.«

Ärzte!

Ärzte pflastern meinen Weg. Im wirklichen Leben, aber auch im Beruf. Als Schauspieler hatte ich schon eine ganze Reihe verkörpert.

Ich war der Tierarzt Dr. Horst Nenner, ich war der Chirurg Dr. Peter Sander, ich war der Zahnarzt Dr. Jürgen Zimmermann, und ich war der Internist Dr. Stefan Junginger in der ZDF-Serie »Freunde fürs Leben«.

Wobei es anfangs gar nicht gut für mich aussah. Beim Casting für diese neue Serie lernte ich auch die Produzentin kennen. Und die sagte mir: »Die Entscheidung über die Besetzung fällt in den nächsten Wochen. Es war ganz gut, dass wir uns überhaupt einmal kennen gelernt haben.«

Die ndF, die »neue deutsche Filmproduktion«, die diese Serie produzierte, gehört zu den größten Produktionsfirmen in Deutschland.

Wochen später bekam ich eine Absage für »Freunde fürs Leben«, aber die ndF verpflichtete mich für ein Fernsehspiel. Darin spielte ich einen Russland-Deutschen, der in Russland Arzt war. Zum Abschluss der Dreharbeiten besuchte uns der damalige Chef der Produktionsfirma, Jürgen Kriwitz. Er unterhielt sich sehr eingehend mit mir. Er war einer der wenigen Menschen aus meinem beruflichen Umfeld, der mich später, während meiner Krankheit, besucht hat.

Am nächsten Tag war meine Agentin am Apparat: »Michael, du wirst morgen von der Produzentin von ›Freunde fürs Leben‹ einen Anruf bekommen. Ich weiß nichts Genaues, nur so viel: Die Dreharbeiten laufen nicht besonders gut.«

Am nächsten Morgen bekam ich tatsächlich diesen Anruf.

Die Produzentin fragte mich, ob ich denn heute noch nach Hamburg rüberkommen könne.

Ich sagte: »Sicher, das ist keine Sache.« Ich wohnte damals in Berlin.

»Das Ticket ist am Flughafen bereits hinterlegt. Sie werden in Hamburg abgeholt.«

Ich rief sofort meine Agentin an und erzählte von dem Telefonat. Sie sagte: »Michael, ich habe läuten gehört, dass möglicherweise eine Umbesetzung stattfinden muss.«

Wegen eines Triebwerkschadens landete ich erst mit zwei Stunden Verspätung auf dem Hamburger Flughafen. Dort wartete immer noch der Fahrer, der mich dann in Windeseile in das Produktionsbüro brachte.

Die Tür ging auf – und da saßen Jürgen Kriwitz, die Produzentin und Matthias Walter, der damalige Produktionsleiter. Es fehlte noch Gero Erhardt, der Regisseur der Serie.

Jürgen Kriwitz ergriff das Wort: »Es geht um die Rolle des Dr. Stefan Junginger. Da müssen wir eine Umbesetzung vornehmen. Sie wären unsere Wunschbesetzung. Wir haben aber ein Problem: In zwei Wochen würden die Dreharbeiten für Sie schon beginnen. Trauen Sie sich das in der Kürze der Zeit zu?«

Ich war sprachlos.

Mit den Worten: »Lesen Sie das. Heute Nacht. Dann müssen Sie uns sagen, ob Sie die Rolle übernehmen oder nicht«, schob mir Matthias Walter 13 Drehbücher über den Tisch. In diesem Moment kam Gero Erhardt dazu. Er musterte mich.

Ich fragte ihn: »Bin ich auch Ihre Wunschbesetzung? Haben Sie schon mal was von mir gesehen?«

»Nein, aber ich könnte Sie mir als Stefan Junginger vorstellen«, erwiderte er.

Ich versuchte, einen klaren Gedanken zu fassen. Das war so, als bekomme man einen Vertrag für die erste Bundesliga.

Was soll ich sagen? Ich überflog die Drehbücher und sah mich sofort als Dr. Stefan Junginger.

Ich sagte zu.

Die Serie wurde eine der erfolgreichsten Serien des ZDF.

Würde ich auch im Kampf gegen den Krebs erfolgreich sein?

Die rote Flüssigkeit war inzwischen in meine Venen geflossen. Ich klingelte nach meinem Arzt.

Tagebucheintrag Christina

Die Schmerzattacken gehen wieder los!

Diese Phasen werden immer schlimmer und dauern immer länger. Michael röchelt Tag und Nacht wie ein Asthmakranker. Ich habe Angst einzuschlafen, weil ich denke, dass er die Nacht nicht übersteht. Optisch hat er sich zu einem Greis entwickelt. Sein Kopf ähnelt einem Totenschädel. Ich habe noch nicht viele Menschen sterben sehen, aber meine Mutter sah so aus, kurz vor ihrem Tod …

Brief von den Kollegen der ndF, Hamburg

Lieber Michael,
mit diesem Brief möchten wir, die ndF-Kollegen, dir sagen, dass es uns sehr Leid tut, dass du gegenwärtig eine schwere Zeit durchmachen musst. Wir wünschen dir und auch Christina viel Kraft und positive Gedanken, um die Krankheit gemeinsam schnell und erfolgreich überstehen zu können. Auf dass du bald mit Freude und Elan deine erfolgreiche Arbeit wieder aufnehmen kannst.

Matthias Walter, Uschi Danger, Karin Ibing.

Brief von Christian Pantel, Hamburg

Hi Michael,
mann Alter, ich kenne dich jetzt fast 20 Jahre, und wir sind irgendwie in unseren Jobs gemeinsam groß geworden. Und

so unterschiedlich wie wir auch sind, ich mag dich wirklich unheimlich gerne!

Auch wenn ich dir nicht helfen kann, möchte ich dich auf diesem Weg wissen lassen, dass ich mit meinen Gedanken und logischerweise den besten Genesungswünschen bei dir bin.

Ich finde das toll, wie du mit dieser Situation umgehst und wie viel Mut du ausstrahlst – das muss dir erst mal einer nachmachen.

Und wenn es an einer Scheiß-Krankheit überhaupt etwas Positives gibt, dann ist es das Wissen, das Leben noch bewusster zu genießen, wenn man sie hinter sich hat.

26. März 2000
Die Bombe zündet

Der zweite Teil des Chemozyklus war am 22. März erfolgt.

Und wie das Leben eben so spielt: Es hat noch eine weitere, ganz, ganz miese Karte für mich bereit.

Erst der Darmverschluss, dann der Beutel – und jetzt das: Da haben doch die Damen und Herren vergessen, mich zu wiegen.

Was heißt das im Klartext? Durch die ganzen Therapien und den künstlichen Darmausgang hatte ich zwölf Kilo abgenommen. Ich bekam bei der fünften Chemotherapie wie immer die volle Menge an Gift für einen 67 Kilogramm schweren Mann, wog aber nur noch 54 Kilogramm.

Das Resultat: Ich bekam eine ganz schwere toxische Vergiftung.

Vier Tage später, am 26. März, knallten meine Schleimhäute durch. Meine Zunge war nur noch rohes Fleisch, und ich bekam Schmerzen, Bauchschmerzen der schlimmsten Art, weil auch meine Magenschleimhäute aufhörten zu existieren. Es war alles nur noch Schmerz.

Ich konnte nichts mehr essen, ich konnte nichts mehr trinken. Ich musste künstlich ernährt werden.

Meine gesamte Immunabwehr brach zusammen.

Ich kam auf die Isolierstation, wurde in ein steriles Zimmer gelegt, da der kleinste Hauch von Bakterien oder Viren mich sofort umgebracht hätte. Draußen an der Tür hing ein Schild: Zutritt strengstens verboten!

Das war der Zustand Null/Zero. Zero/Minus Null.

Es waren fünf grauenvolle Tage. Wobei wieder Professor Schoenemann der Mann war, der mir Mut machte: »Herr Lesch, die gute Nachricht bei dieser Tortur, die Sie gerade durchmachen, ist, dass die Schleimhäute relativ schnell regenerieren.«

Ich hatte fünf Tage lang Schmerzen. Ich lag da. Allein. Hermetisch abgeriegelt. Wer zu mir kam, trug diese grünen Kutten, grünen Mundschutz, weiße Handschuhe. Und keiner durfte sich mir wirklich nähern.

Und dann diese Schmerzen! Schmerzen, bei denen man nicht mal mehr weinen kann.

Wenn es einen Vorhof zur Hölle gibt, hier gab es schon einmal einen Vorgeschmack.

Ich bettelte um Morphium: »Gebt mir was. Gebt mir in Gottes Namen endlich mal eine richtige Dröhnung, damit ich diese Schmerzen nicht mehr habe.«

Doch Morphium gibt es nicht. Morphium gibt es nur für die ganz schweren Fälle.

Wie habe ich diese fünf Tage überlebt? Rohes Fleisch im Mund, rohes Fleisch innen, Krater auf der Zunge.

Da war nur Schmerz, Schmerz, Schmerz. Und doch habe ich auch das überstanden. Und wurde am 30. März nach Hause entlassen.

Professor Schoenemann hatte wieder mal Recht: »Die Schleimhäute regenerieren relativ schnell.«

31. März 2000: Onkel Hans
Krebs – eine Erinnerung

Ich liege in meinem Bett und versuche, mein Leben, meine Vergangenheit zu ordnen.

Krebs ist mir kein Fremdwort.

Der Bruder meiner Mutter, Onkel Hans, starb an Krebs.

An welchem Krebs?

Er starb an Lungenkrebs!

Warum?

Mein Onkel hat stark geraucht. Sehr stark geraucht!

Onkel Hans und mein Vater haben mir das Skatspielen beigebracht. Und wenn Onkel Hans bei uns zu Besuch war, steckte er mir beim Abschied immer einen Geldschein zu, der oft mehr war als mein Taschengeld für einen ganzen Monat.

Ich liebte meinen Onkel heiß und innig. Und dann hieß es plötzlich: »Dein Onkel ist krank.« Ich war damals zwölf Jahre alt. Das war Ende der sechziger Jahre.

»Wie krank?«, fragte ich.

»Er ist krank. Er liegt im Krankenhaus. Heute gehen wir ihn besuchen.«

Als Kind hasste ich Krankenhäuser, diese großen, lieblos gebauten Gebäude, in denen es immer so komisch roch.

»Onkel Hans hat Krebs«, hörte ich.

Krebs? Ich wusste mit diesem Wort nichts anzufangen. Ich ahnte nur: Das ist schlimm!

Ich wollte Onkel Hans nicht besuchen. Aber ich musste ihn besuchen.

»Onkel Hans bekommt eine Chemotherapie.«

Ich wusste damals nicht, was Chemotherapie bedeutet. Ich ahnte aber, dass hinter der Tür ein Mensch lag, den ich kaum noch erkennen würde. Meinen Onkel, meinen Skat-Freund, meinen heimlichen Wohltäter, meine Taschengeld-Bank.

Vor der Tür schüttelte mich ein Weinkrampf. Ich schrie. Ich tobte.

»Ich will da nicht rein. Ich will Onkel Hans nicht sehen!«

Ich wollte Onkel Hans so in Erinnerung behalten, wie ich ihn gekannt hatte: als gesunden Menschen.

Und ich habe meinen Dickkopf durchgesetzt. Ich bin nicht zu meinem Onkel ins Krankenzimmer gegangen.

Und heute? Heute vergebe ich allen, die mich nicht besucht haben.

Ich liege ja da wie Onkel Hans. Dass ich ihn damals nicht besucht habe, kann ich mir bis heute nicht verzeihen!

Du bist ja in dieser Sekunde so schwach. Du hast so viel Angst. Angst davor, den anderen so hilflos zu sehen.

Heute weiß ich: Bitte besucht mich! Auch wenn ich krank bin! Auch wenn ich nur mehr ein Schatten meiner selbst bin! Wer Krebs hat – den meiden die Menschen.

Aber an meinem eigenen Beispiel lernte ich auch zu verstehen: Die denken an dich – den Mut, dich zu besuchen, haben sie nicht. Sie trauen sich ja nicht mal, dich anzurufen!

Heute weiß ich: Es ist diese Angst! Es ist die pure und nackte Angst, vielleicht das gleiche Schicksal zu erleiden!

Sie denken: Mein Gott, wenn mir das passiert!

Damals, vor der Tür von Onkel Hans, konnte ich dem Schicksal noch entkommen. Ich ahnte, dass er sterben würde.

Nur: Ich wollte dem Tod nicht ins Auge sehen.

Tagebucheintrag Christina

Michael will essen, muss essen. Aber bekommt momentan nicht mal einen Löffel Brühe runter, weil die Zunge samt Mund- und Rachenraum danach so brennt, als hätte er flüssige Lava geschluckt.

Alles, was wir bis dahin erlebt haben, war gar nichts.

Nicht einmal klares Wasser kann Michael trinken.

Dazu kommen jetzt diese wahnsinnigen Gelenk- und Muskelschmerzen, hauptsächlich in den Armen und den Beinen. Ich massiere ihn unentwegt. Das verschafft ihm ein wenig Linderung.

APRIL 2000

5. April 2000
Keine Kraft mehr

Bis zum 5. April durfte ich nach Hause.

Dann kam die sechste Chemo-Keule. Aufgrund der toxischen Vergiftung, die ich erlitten hatte, gaben mir die behandelnden Ärzte, nach Rücksprache mit Dr. Staib von der Kölner Uniklinik, für die letzten drei Chemotherapien eine reduzierte Dosis.

Trotzdem wurde mein Allgemeinzustand immer kritischer. Denn jetzt fing die Zeit an, wo sich, zum Beispiel wenn ich unter der Dusche stand und versuchte, den Arm hochzuheben, Schwindel- und Schwächeanfälle häuften. Nun schossen nicht mehr nur die Werte der weißen Blutkörperchen runter, jetzt sank auch mein Hämoglobinwert, also die Anzahl der roten Blutkörperchen, die den Sauerstoff im Blut transportieren.

Ein normaler Mensch hat Hämoglobinwerte zwischen 14 und 18, Leistungssportler, wie Tour-de-France-Fahrer, vielleicht 20 bis 22.

Bei mir war das Gegenteil der Fall: Mein Hämoglobinwert näherte sich der Drei. Das bedeutet, es waren bei mir fast keine roten Blutkörperchen mehr vorhanden.

Das war der Grund, warum jetzt selbst diese zehn Quadratmeter Deutschland für mich zur unmenschlichen Anstrengung wurden: Ich ging vom Bett ins Wohnzimmer an den Tisch und sank auf den Stuhl.

Tiefes Durchatmen.

Als ich wieder ins Krankenhaus musste, schaffte ich die 50 Meter vom Wagen bis zum Aufzug mit Ach und Krach. Da musste ich schon einige Pausen einlegen.

Oben auf der Station angekommen, klappte ich einfach zusammen. Ich hatte keine Kraft mehr. Selbst Christina konnte mich nicht festhalten. Ein Pfleger besorgte einen Rollstuhl. Gemeinsam hievten sie mich hinein und fuhren mich in mein Krankenzimmer.

Ab diesem Zeitpunkt bekam ich Blutkonserven. Denn die Ärzte wussten: Sie mussten meinen Hämoglobinwert wieder nach oben bringen. Bis zum Abschluss der Chemotherapie bekam ich insgesamt zwölf Blutkonserven.

In dieser Zeit nahmen die Torturen zu.

Denn die Bluttransfusionen konnte man nur über die Venen machen. Und die waren durch die erste Chemo immer noch völlig verätzt. Manchmal mussten die Ärzte drei bis vier Mal eine Vene anstechen, bis die Kanüle reinging.

Es war eine grausame Zeit!

Ich war zu einem vegetierenden Etwas geworden.

Die sechste Chemodusche war nur mehr eine Hölle. Man versuchte weiter, diese Hülle, die früher einmal Michael Lesch gewesen war, am Leben zu erhalten.

Blutkonserve um Blutkonserve pumpte man in mich rein.

Und dann diese Zeit. Diese Unendlichkeit. Irgendwie schien die Zeit immer langsamer zu vergehen. Minuten wurden zu Stunden, Stunden zu Tagen, Tage zu Wochen, Wochen zu Monaten …

Und dann diese Schmerzen. Dass man generell Schmerzen hat ist das eine, dann aber kommt in der zweiten Woche nach der Chemotherapie dieses Gliederreißen, das sich durch den ganzen Körper zieht, und auch die Schmerzmittel können dann keine Abhilfe mehr schaffen. Man liegt einfach da und wartet, dass es losgeht. Und dann kommen sie, diese Schmerzen, und überrollen dich wie eine Flutwelle.

Manchmal wollte ich meinen Kopf gegen die Wand knallen und schreien: »Aufhören, Schluss, Ende! Ich kann nicht mehr, ich halte es nicht mehr aus, ich will nicht mehr!«

Aber nein – das kommt nicht infrage!

Weil du weißt: Da musst du durch, wenn du gesund werden willst. Dann musst du das aushalten, dann musst du das ertragen.

Tagebucheintrag Christina

Wie wäre es, nur eine einzige Nacht durchzuschlafen? Eine Vorstellung, die mir völlig unwirklich erscheint.

Bei jeder Drehung im Bett, bei jedem Gang zur Toilette, bei jedem Ringen nach Luft; ich bin wach, hellwach. Selbst dann, wenn Michael wirklich ein paar Stunden durchschläft oder in der Klinik ist, werde ich wach, weil ich glaube, die bekannten Symptome und Laute zu hören. Langsam beginne ich zu verstehen, dass man einen Menschen um den Verstand bringen kann, wenn man ihm den Schlaf raubt.

Ich weiß nicht, wie Michael die letzten Wochen noch überstehen soll. Man hat ihn über Nacht in der Klinik behalten und ich bin am Abend allein. Ich betrachte das große Bild in unserem Schlafzimmer. Aufgenommen während unserer einzigen gemeinsamen Dreharbeiten auf Mallorca. Aufgenommen in einer Zeit, in der ich mich manchmal fragte: »Dein Glück mit diesem Mann ist so perfekt. Wo ist der Pferdefuß? Wo ist der Haken, Christina?«

Jetzt weiß ich, dass mir eine Aufgabe auferlegt wurde. Ja, das Schicksal hat mir eine Aufgabe gegeben und diese Aufgabe heißt, für diesen Mann da zu sein. Während dieser Krankheit.

Unser Freund Hans Werner Neske hat es heute am Telefon gesagt: »Michael ist dein Schicksal. Es ist dir bestimmt, an seiner Seite zu sein und ihm die Kraft zu geben, all das, was noch kommt, zu überwinden. Und genieße auch diese Zeit. Ihr werdet euch nie wieder im Leben so nahe sein, und du wirst Michael wahrscheinlich niemals wieder so sehr für dich haben, wie in dieser Zeit.«

Ja, ich bin sicher, er hat Recht.

Überhaupt ist Hans Werner in der ganzen schweren Zeit ein treuer und zuverlässiger Freund.

26. April 2000
Der siebte Streich

Ja, das war unser Leben, das war unser Alltag, und der Mensch gewöhnt sich an so vieles. Wir haben uns an Schmerzen gewöhnt. Weil wir wussten, es liegt irgendwann auch diese siebte, diese achte Chemotherapie hinter uns.

Es kommt der Moment, wo absehbar ist, dass alles vorbei ist. Aber es sind eben noch Tage und Wochen, und die siebte Chemotherapie fing am 26. April an.

Aber wir hatten eine Gewissheit. Der Mai war der Monat der letzten Chemotherapie.

Die Prozedur lief ab wie immer: Die Zellgifte flossen in mich hinein, die Bluttransfusionen gingen weiter, die Schmerzen gingen weiter, die Tabletten gingen weiter, es ging alles weiter, aber es gab immer ein 18.00 Uhr abends.

Und wenn es der Abend eines Tages war, an dem die Schleimhäute nicht durchgeknallt waren und ich nicht Angst hatte, dass bei jedem Schritt meine Füße vor Schmerz wie Glas zerspringen, dann war das ein guter Tag. Und zu einem guten Tag gehört für mich um 18.00 Uhr abends ein Drink. Egal ob im Krankenhaus oder zu Hause.

Der Drink, der gab ein bisschen Ruhe. Der Drink gab ein bisschen Halt und vielleicht auch ein wenig die Illusion, gesund zu sein. Denn als gesunder Mensch war für mich der Drink um 18.00 Uhr abends fester Bestandteil des Tages: Nach einer Runde Golf oder nach einem anstrengenden Drehtag läutete ich mit einem schönen trockenen Weißwein oder einem Wodka Tonic auf Eis meinen Feierabend ein.

Meine Organe arbeiteten planmäßig und programmgemäß.

Ein Prost auf meine Leber!

Nur diese verdammten Zigaretten!

Ich habe in dieser Zeit weiter geraucht. Das war Dummheit. Das haben auch die Ärzte gesagt: »Sie sind verrückt. Schluss mit den Zigaretten. Oder wollen Sie sich umbringen?«

»Guter Witz«, dachte ich.

Christina und ich haben zwischendurch versucht, unseren Nikotinkonsum zu kontrollieren, zu reduzieren. Es ging nicht.

Weder Christina noch ich schaffte es.

Christina sah mich, wie ich wieder anfing zu rauchen.

Ich sah Christina, wie sie wieder anfing zu rauchen.

Da haben wir uns in die Hand versprochen: »Wenn wir beide diese ganze Scheiße gemeinsam überstehen – dann ist Schluss mit dieser Raucherei! Endgültig Schluss!«

Aber es gibt auch lichte Momente in dieser Zeit.

Ich entdecke das Kochen als Therapie. Ich helfe beim Zubereiten unserer Abendessen.

Ich schneide und rupfe, hacke und rühre. Es ist eine Menge Arbeit, das gebe ich zu. Verdammt viel Arbeit. Hätte ich vorher nie gedacht.

Oft muss ich das Messer aus der Hand legen, weil es mich anstrengt, nur den Knoblauch zu schälen. Oder mir schwirrt der Kopf, weil ich mir merken soll, wann die Gambas vom Herd müssen, der Reis fertig ist, die Gambas wieder mit in den Sud müssen. Und vieles mehr.

Mein Respekt vor allen Köchinnen dieser Welt ist enorm gestiegen.

Aber es macht mir Spaß, und es lenkt mich ab.

Dazu kommt auch noch: Selbst gekocht schmeckt doppelt so gut.

Gewisse Dinge begannen sich zu normalisieren.

Trotz Beutel fuhr ich wieder selbst Auto und erledigte Dinge.

Es war irgendwie eine seltsame Sache, aber ich hatte mich mittlerweile so an ihn gewöhnt, dass ich relativ »normal« mit ihm umging. Mittlerweile gehörte er einfach zu meinem Leben. Ich hatte die »Scheiße« akzeptiert, genauso wie ich die Krankheit akzeptiert hatte.

Ich spielte Skat mit dem Beutel.

Wie kann man als Krebskranker Skat spielen? Man kann es. Und man kann sogar gewinnen.

Ich bin ein ganz passabler Spieler. Mit Onkel Hans und meinem Vater hatte ich ja auch gute Trainer gehabt. Und später habe ich die Jungs aus meiner Skatrunde meistens über den Tisch gezogen, obwohl die auch nicht schlecht spielten. Das waren Charly, ein Golffreund, und Horst, der früher eine Driving Range in Köln besaß.

Charly hatte mich während der letzten Monate des Öfteren im Krankenhaus besucht. Er brachte mir immer Kuchen mit. »Den musst du essen, Michael«, sagte er, »du bist so dünn geworden.«

An guten Tagen ging ich zu Charly und Ilse, seiner Frau. Sie wohnen in der Nähe, und früher ging ich die Strecke in fünf Minuten. Jetzt musste ich mehrere Pausen einlegen, und so brauchte ich eben 15 bis 20 Minuten. Aber ich freute mich auf diese Montage oder Dienstage, mal bei Charly, mal bei Horst, mal bei mir.

Tagebucheintrag Christina

Endlich! Das Wetter wird allmählich etwas besser. Meine Mitarbeiterin ist da. Deshalb kann ich ohne Angst über Mittag auf den Golfplatz fahren, um ein wenig zu trainieren. Das tut mir gut, denn ich merke, dass ich so den Rest des Tages viel belastbarer bin.

Brief von C. & S. Pohl, Berlin

Lieber Michael,
du wirst es nicht glauben, aber das ist jetzt mein fünfter Anlauf, dir zu schreiben.

Ich frage dich jetzt erst einmal nicht wirklich ernsthaft, wie es dir geht.

Aber es interessiert mich natürlich. Ich muss schon oft an dich denken.

Wie wir gelesen haben, tust du das einzig Richtige: Du lässt dich nicht kleinkriegen und hast das Glück, eine tolle und verständnisvolle Partnerin zu haben. Wir drücken dir (natürlich euch!) sehr, sehr die Daumen und was sonst noch alles zu drücken ist!

Auf dass ihr diese Geschichte meistert!

Brief von Hans Werner Neske, Xanten

Lieber Michael,
ich freute mich sehr über Deinen Anruf von gestern, über die Stärke und Positivität, die daraus zu entnehmen war! Mach weiter so!

Anbei ein kleines Geschenk, um dich langsam – zuerst psychisch – schon mal auf die Golfzeit vorzubereiten. Damit kannst du dein Spiel schon mal theoretisch verbessern, die Praxis folgt dann – hoffentlich mit mir!

17. Mai 2000
Die letzte Ölung

Es kam der Tag. Es kam der Tag der letzten Chemotherapie!

Endlich, endlich, endlich!

Es war mein »D-Day«. Dieser Mittwoch, der 17. Mai. Die Ewigkeit war vorbei!

Ich bekam die letzte Dröhnung! Die wirklich letzte?

Drei Tage mit dem vollen Programm. Mit Zellgiften, Bluttransfusionen, mit allem.

Wieder träufelte das Gift unendlich langsam in mich hinein.

Letzte Woche war ich mit Christina zum Golfplatz gefahren. Das Wetter war schön geworden, warm und sonnig. Ich merkte, wie sehr es Christina in den Fingern juckte.

»Lass uns eine Runde Golf spielen«, sagte ich zu Christina, »ich fahre mit dem Elektrocart und du spielst.«

»Traust du dir das wirklich zu?«

»Na klar!«

Christina hatte einen guten Tag und machte viele tolle Schläge. Offensichtlich hatte ihr das Training gut getan.

Sie spielte ja jetzt jeden Donnerstag, wenn es eben ging, beim Damengolf mit. Irgendwann hielt ich es nicht mehr aus. Christina hatte gerade abgeschlagen, als ich sie bat: »Gib mir mal deinen Driver.«

Ich nahm einen Ball und teete ihn auf. Vorsichtig machte ich ein, zwei Probeschwünge. An meiner rechten Hüfte hing ja mein Beutel. Dann sprach ich den Ball an und versuchte einen Golfschlag zu machen. Was mir nicht gelang. Der Ball kullerte gerade mal zehn Meter weiter. Normalerweise schlage ich meine Drives so um 220 Meter. Solange der verdammte Beutel an meiner Seite hing, konnte ich das Golfspielen vergessen. Zu sehr behinderte und hemmte er mich in meinem Schwung.

Natürlich deprimierte mich dieses Erlebnis, umso mehr freute ich mich für Christina.

Zwei Tage später wollte ich sie überraschen. Mit einem Taxi fuhr ich an diesem Donnerstag gegen Abend erneut in den Golfclub. Christina spielte ja beim Damengolf mit. Normalerweise haben da Männer nichts zu suchen, aber der Ladies-Captain Ulrike Jonath freute sich sehr, mich nach all den Monaten zu sehen.

»Christina hat uns so viel erzählt. Schön, dass du wieder die Kraft hast, hier rauszukommen. Ich denke, eine ganze Menge Mädels würden sich freuen, wenn du mit uns zu Abend isst.«

Wer kann eine solche Einladung ablehnen?

Bei der Siegerehrung belegte Christina den ersten Platz. Sie hatte ihr Handicap um sage und schreibe zehn Schläge unterspielt. Ich war stolz wie Oskar!

Der erste Tropf war leer. Das Ritual ging seinen gewohnten Gang. Ich griff zur Klingel, und kurze Zeit später kam der behandelnde Arzt und schloss mich an den nächsten Tropf mit den weiteren Giften an.

Nächsten Mittwoch noch eine allerletzte Infusion – und dann?

Dann würde ich drei Wochen warten müssen, erst dann konnte die Abschlussuntersuchung erfolgen. Auch nach der letzten Runde musste der Drei-Wochen-Zyklus eingehalten werden.

Erst mussten die Zellgifte ihre Wirkung tun.

Mit welchem Ergebnis? War der Krebs besiegt? Was passiert dann?

Bekomme ich noch eine Strahlentherapie?

Wann wird mein Darm zurückverlegt?

Sagt es mir!

Ich will endlich wieder leben, leben, leben!

Tagebucheintrag Christina

Dirk Ibsen kommt uns besuchen. In seinem Haus in Palm Beach wollten wir heiraten. Wir hatten ihn vor einigen Jahren beim Golfspielen auf Sylt kennen gelernt. Wir mochten uns von der ersten Sekunde an, und es entwickelte sich eine echte Freundschaft. Als Michael erkrankte, war er bereits in Amerika. Aber in unzähligen Anrufen hielt er sich auf dem Laufenden und tröstete mich mehr als einmal.

Er hatte Michael gefragt, ob es etwas gäbe, was er für ihn aus den Staaten mitbringen könne.

Kaum zu glauben, aber Michael bestellte Pfeffer, denn nach seiner Meinung ist der amerikanische Pfeffer von McCormick der beste Pfeffer der Welt.

Als Dirk auf seiner Rückreise aus Amerika bei uns Station machte, hatte er ein großen Koffer dabei. Er machte ihn auf, und Dutzende von Gläsern voller Pfeffer der unterschiedlichsten Art kamen zum Vorschein. Eigentlich bestand der gesamte Kofferinhalt nur aus Pfeffer.

Als Dirk den Vorschlag machte, am Abend ins »Crank«, ein Nobel-Restaurant in der Kölner City, zum Essen zu gehen, traute ich meinen Ohren kaum, denn Michael sagte Ja.

Allmählich traut er sich wieder in das Leben zurück.

JUNI 2000

6. Juni 2000
Am Ende des Weges?

Drei Wochen nach der letzten, der achten Chemotherapie kam ich erneut ins Elisabeth-Krankenhaus zur Abschlussuntersuchung. Ich absolvierte wieder das volle Programm: Computertomographie, Lungenröntgen, Blutwerte-Untersuchungen und was es sonst noch alles gibt, das sticht, piekst, weh tut.

Mittlerweile war mein von mir sehr verehrter Professor Schoenemann nicht mehr im Amt. Er war in den Ruhestand gegangen. Statt Professor Schoenemann war jetzt Professor Pohl an der Reihe. Er war der neue Chefarzt der Abteilung.

Nach zwei Tagen gründlicher Untersuchungen kam Professor Pohl mit der guten Nachricht: In meinem Körper fand die Medizin keinen feststellbaren Krebs mehr! Die Krebszellen waren weg. Nur noch Narbengewebe war zu erkennen.

Professor Pohl war der Ansicht, um allen Eventualitäten zu begegnen, wäre eine Strahlentherapie jetzt das Richtige. Sicherheitshalber. Er meinte: »Man kann nicht wissen, ob nicht doch eine winzige Krebszelle irgendwo in dem Narbengewebe überlebt hat.«

»Und um ganz sicher zu gehen, machen wir jetzt die Strahlentherapie?«

»Richtig.«

»Kein Thema, Herr Professor. Das machen wir.«

Mensch, war ich euphorisch.

»Wir haben da nur noch ein kleines Problem«, fuhr ich fort, »Professor Siedek wollte mir den Darmausgang zurückverlegen, sobald die Chemo vorbei ist.«

»Ich habe mit ihm gesprochen«, erwiderte Professor Pohl, »wir sind beide der Ansicht, dass die Rückverlegung Ihres Darms erst nach Abschluss der Strahlentherapie erfolgen sollte. Momentan sind Sie zu schwach für eine Operation.«

Da verlor ich wirklich zum ersten und einzigen Mal die Beherrschung.

»Im Klartext«, brüllte ich, »ihr habt mich alle beschissen! Ihr habt mir versprochen, dass dieser Scheiß-Beutel wegkommt. Sobald die Chemo vorbei ist. Und jetzt höre ich wieder nur: Warten, warten, warten!«

Professor Pohl versuchte, mich zu beruhigen. Es gelang ihm nicht.

Mein Gott, wie war ich geladen, als ich nach Hause kam.

Und ich brüllte weiter: »Christina! Die wussten genau, dass ich diesen Scheiß-Beutel noch tragen muss. Das wussten die ganz genau!«

Doch Christina fand mal wieder die richtigen Worte. Sie sagte ganz sachlich: »Na und? Sei froh, dass du die acht Chemos überhaupt überlebt hast. Und ob du jetzt bei der Strahlentherapie diesen Beutel noch trägst oder nicht, spielt nun wirklich keine Rolle mehr.«

Gegen diese weibliche Logik ist eben kein Kraut gewachsen.

Tagebucheintrag Christina

Michael kommt aus der Klinik und ist total außer sich.

Ich bin sehr froh, dass sich Professor Pohl geweigert hat, einer Rückverlegung des Darms zuzustimmen. Nur der Gedanke, dass es zu erneuten Infektionen und ähnlichen Kata-

strophen kommen könnte, ruft bei mir Angst hervor. Außerdem hat sich Michael über die Zeit irgendwie mit seinem ständigen Begleiter an der Hüfte arrangiert.

14. Juni 2000
Und nun kommen die Strahlen

Der Termin war am 14. Juni. Da traf ich erstmals Professor Rolf-Peter Müller, den Direktor der Klinik und Poliklinik für Strahlentherapie der Universität zu Köln. Rolf-Peter Müller wird mir immer ein Freund bleiben. Er ist eine wahre Kapazität, ein toller Mensch, bei dem ich sofort das Gefühl hatte: »Hier bist du in guten Händen.«

Eingehend studierte er die Untersuchungsergebnisse, die ich mitgebracht hatte. Anschließend beriet er sich mit seinen Mitarbeitern. Dann sagte er: »Nach Rücksprache mit meinen Kollegen wollen wir den gesamten Hals-, Schulter- und Brustbereich bis runter zum Bauch mit der Dosis bestrahlen, die notwendig ist, um die etwaigen restlichen Hodgkin-Zellen zu zerstören. Wir werden Sie insgesamt 17 Mal bestrahlen müssen, fünf Mal pro Woche, von Montag bis Freitag, Sonn- und Feiertage ausgenommen. Letztlich sind wir ja im öffentlichen Dienst, der uns den Rhythmus weitgehend vorgibt.«

Er hat schon einen guten Humor, der Herr Professor.

»In dieser Zeit darf an die bestrahlte Fläche kein Wasser kommen. Sie müssen einen Puder auftragen, um die betroffenen Flächen trocken zu halten. Also, duschen ist für die gesamte Zeit der Bestrahlung absolut verboten. Die nicht bestrahlten Flächen können Sie natürlich normal waschen.«

»Na toll«, dachte ich mir, »trotzdem werde ich nach drei Tagen stinken wie ein Penner.«

»Und noch etwas«, fuhr Professor Müller fort, »in dem bestrahlten Bereich liegt die Speiseröhre. Die Bestrahlung kann Ihre Schleimhäute reizen. Das heißt …«

»Ich weiß, was das heißt«, sagte ich. Mit Schaudern dachte ich an die Tage, in denen ich isoliert in meinem Krankenzimmer gelegen hatte.

»Ich hatte während der Chemotherapie eine schwere toxische Vergiftung!«

Wenn Sie Pech haben, werden Sie Schmerzen bekommen«, meinte Professor Müller. »Vielleicht nicht ganz so schlimme. Und da ist noch ein Punkt: Ihre momentanen Blutwerte gefallen mir nicht besonders. Ihr Hämoglobinwert ist infolge der Chemotherapie sehr niedrig. Da sollte man etwas dagegen tun. Haben Sie schon mal von Epo gehört?«

»Ja klar«, sagte ich, »das Zeug nehmen doch die Radfahrer und andere Hochleistungssportler. Das ist doch so eine Art Blutdoping. Da gab es doch diesen Riesenskandal bei der Tour de France.«

»Richtig«, erwiderte Professor Müller. »Es ist eine Art Blutdoping. Epo kommt aus der Krebsforschung. Alle Chemotherapie-Patienten leiden über kurz oder lang unter dem Mangel an roten Blutkörperchen. Das Knochenmark kann unter dem Einfluss der Zellgifte keine genügend große Anzahl produzieren. Hier setzt Epo an. Es regt die Bildung der roten Blutkörperchen an.«

»Ich verstehe«, sagte ich. »Je mehr rote Blutkörperchen man hat, desto mehr Sauerstoff kann das Blut transportieren, und desto leistungsfähiger wird der Athlet.«

»Genau«, sagte Professor Müller. »Deshalb verschreibe ich Ihnen jetzt ein bisschen Doping. Und das ganz legal.«

Ich musste unwillkürlich lächeln: »Was kostet denn der Spaß?«

»Jede Spritze kostet, glaube ich, so um die 400 Mark.«

»Donnerwetter«, sagte ich, »Doping scheint ja ein sehr einträgliches Geschäft zu sein.«

»Die Spritzen werden übrigens subkutan gesetzt.«

»Darin, Herr Professor, bin ich mittlerweile Spezialist. Ich sage nur: Neupogen. Das Problem ist nur, bei mir irgendwo noch Fettgewebe zu finden, wo ich mir die Spritzen reinjagen kann.«

Jetzt lächelte Professor Müller: »Richtige Profis finden immer eine Stelle.«

»Wann fangen wir mit der Strahlentherapie an?«

»Jetzt stellen wir das Bestrahlungsfeld ein, und dann gibt es morgen die erste Bestrahlung.«

Ich folgte dem Professor in den Simulatorraum. In der Mitte des Raumes befand sich eine Liege. Über dieser Liege hing ein Gerät, das so aussah wie ein Röntgenapparat.

»Legen Sie sich bitte hin«, bat mich Professor Müller.

»Ist das das Bestrahlungsgerät?«, fragte ich ein wenig zögerlich.

»Nein, Herr Lesch, das ist nur ein Simulator. Er sieht aber aus wie das eigentliche Bestrahlungsgerät.«

Dann wurde eine Art Raster auf meinen Oberkörper projiziert, ich wurde in eine bestimmte Lage gebracht, die ich nun nicht mehr verändern durfte, und dann wurde mit einem Filzstift auf meinem Hals-, Schulter- und Brustbereich eine Art Landkarte erstellt.

»Das sind unsere Fixpunkte, um die bestrahlte Fläche festzulegen«, erklärte mir Professor Müller.

Morgen also.

Den Rest des Tages verbringe ich geschützt vor der Sonne in der Wohnung.

Während meiner gesamten Chemotherapie durfte ich mich keiner Sonnenbestrahlung aussetzen. Die Zellgifte zerstören auch die Stoffe, die die Haut vor Sonneneinwirkung schützen. Auch Professor Müller hatte mir verboten, mich in der Sonne aufzuhalten.

Ich bin Zeit meines Lebens ein Sonnenanbeter gewesen, und je wärmer es ist, umso wohler fühle ich mich.

Aber in diesem Sommer 2000 ist alles anders.

Erst am Abend werde ich wieder rausgehen auf die Terrasse und mich von »meinen Blondinen« verwöhnen lassen. Von Paulina mit einer Lesung aus dem neuen »Harry Potter« und von meiner anderen Blondine mit einem schönen Abendessen.

Ich bin trotz aller Verzweiflung und aller Qual der vergangenen Monate dankbar dafür, dass ich nie allein war. Wie hätte ich das alles überstanden ohne die vertrauten Menschen in meiner Umgebung.

Ohne Christina, ohne Paulina, ohne meine Mutter.

Ich sehe meine Mutter draußen auf der Terrasse. Sie hat es sich unter der Markise in einem Korbstuhl gemütlich gemacht. Wir sehen uns heute, bedingt durch die Krankheit, sehr viel häufiger als früher.

Mein Vater ist vor ein paar Jahren verstorben. An einem Herzinfarkt. Leo Lesch wurde 1923 in Orzegow geboren, im damaligen Oberschlesien. Er kam aus einer großen Familie mit 13 Kindern. Im Zweiten Weltkrieg geriet mein Vater in Afrika in britische Kriegsgefangenschaft. Nach Kriegsende verschlug es ihn nach Solingen. Dort traf er Anfang der fünfziger Jahre auf meine Mutter.

Therese Noll stammte aus einer wohlhabenden Familie, die eine Baufirma besaß. Ihre große Liebe war an der Ostfront gefallen. Meine Mutter, sieben Jahre älter als mein Vater, verliebte sich in ihn, man heiratete, und ich kam am 18. Oktober 1956 per Kaiserschnitt zur Welt. Ich blieb Einzelkind.

Ich sehe meine Mutter durch die großen Fenster auf unserer Terrasse in diesem Korbstuhl sitzen. Sie ist jetzt über achtzig. Was mag in ihr vorgegangen sein, als sie mich in den letzten Monaten so sehen musste? Der einzige Sohn so nahe am Tod?

30. Juni 2000
Hat denn dieses Elend nie ein Ende?

Meine Strahlentherapie beginnt am 15. Juni und wird am Montag, dem 10. Juli 2000, enden.

Ich hatte ein wenig Bammel vor der ersten Bestrahlung. Zögerlich betrat ich, nachdem ich meinen Oberkörper freigemacht hatte, den Behandlungsraum. Immer noch schämte ich mich, fremden Menschen diesen Beutel zeigen zu müssen. Obwohl es Ärzte und Krankenschwestern waren.

Professor Müller nahm mich in Empfang, und ich legte mich genau in die Position, die wir tags zuvor festgelegt hatten.

Über mir sah ich das Bestrahlungsgerät.

»Sie müssen wirklich keine Angst haben, Herr Lesch«, sagte Professor Müller. »Es wird Ihnen nichts weh tun. Wir werden Sie jetzt etwa 25 bis 30 Sekunden von oben bestrahlen. Dann fährt das Gerät um 180 Grad um Sie herum, und wir bestrahlen die gleichen Flächen im selben Intervall von der Rückseite. Sie müssen nur ruhig liegen bleiben.«

So war es dann auch: Die ganze Sache dauerte nicht einmal fünf Minuten. Ich zog mich wieder an und fuhr nach Hause.

»Liebling«, sagte ich zu Christina, »wovor habe ich eigentlich solche Angst gehabt?«

»Abwarten«, meinte sie.

Und es kam, wie es kommen musste: Etwa nach der neunten oder zehnten Bestrahlung fing es an. Wieder wurden meine Schleimhäute stark angegriffen. Diesmal traf es meine Speiseröhre, wie Professor Müller es vorhergesagt hatte.

Verdammt, was muss ich noch aushalten, bis ich endlich diesen Krebs vom Hals habe?

Wieder diese Schmerzen. Wieder dieses rohe Fleisch. Wieder jeder Schluck ein grauenhafter Schmerz.

Wann werde ich endlich wieder ohne Schmerzen leben?

Herrgott, wie ich langsam dieses Leben hasste! Immer und überall haut dir einer einen Knüppel zwischen die Beine, gerade wenn du denkst: Aber diesmal schaffst du es ohne Probleme.

Aber dann sagte mir mein Verstand wieder: »Michael, komm, klage nicht. Es geht dir im Prinzip noch zehnmal besser, noch zwanzigmal besser, ach was, hundertmal besser als all den anderen Krebspatienten.«

Aber wie jeder weiß, der einen 400-, einen 800-Meter-Lauf oder gar ein Marathon-Rennen angeht – die letzten Meter sind die schwersten. Da werden dir die Beine wie Blei. Da glaubst du, du schaffst die paar Meter so kurz vor dem Ziel nicht mehr.

Ach Christina. Auch in dieser Zeit hast du alles gemacht, dass ich überlebe. Deine Hühnersuppe war einfach hervorragend. Außerdem war es das Einzige, was ich mit meiner kaputten Speiseröhre überhaupt zu mir nehmen konnte. Feste Nahrung konnte ich während der Bestrahlung nicht mehr essen.

Trotz des Puders röteten sich die bestrahlten Hautpartien immer mehr. Ein schreckliches Jucken befiel mich. Von Tag zu Tag wurde es schlimmer. Nur: Kratzen durfte ich natürlich nicht.

Tagebucheintrag Christina

Der kurzfristigen Euphorie folgt eine neue Welle der Verzweiflung. Die Schleimhäute verursachen Michael große Schmerzen und dazu kommt ein unerträgliches Jucken der bestrahlten Hautflächen. Die einzige kurzfristige Linderung verschafft der Puder. Tag und Nacht verteile ich diesen Kamillepuder auf die bestrahlte Haut.

Ich denke in diesen Monaten an Menschen mit einem ähnlichen Schicksal, die nicht so viel Glück haben, mit einem guten Arzt befreundet zu sein. Die nicht das Glück haben, eine Familie zu besitzen, sondern die Qualen und Ängste, im schlimmsten Fall auch den eigenen Tod, in der absoluten Anonymität und Einsamkeit ertragen zu müssen.

Wir haben wirklich allen Grund, dankbar zu sein.

JULI 2000

10. Juli 2000
Der Sieger?

Dann kam der 10. Juli. Die letzte Bestrahlung. Sie verlief eigentlich wie alle 16 Bestrahlungen vorher.

Dann war auch die Strahlentherapie vorbei. Ein paar Tage später war auch meine Speiseröhre wieder in Ordnung. Wie hatte Professor Schoenemann damals so schön gesagt: »Schleimhäute regenerieren sich relativ schnell.«

Wieder hatte ich auf einer Bergetappe einen Sieg errungen.

Nur: Sieht so ein Sieger aus?

Aus dem einst so sehnigen, durchtrainierten Michael Lesch war ein trauriges Männchen geworden. In meinen Beinen hatte sich Wasser gebildet. Mein rechter Fußheber arbeitete nicht mehr, auch eine Folge der Chemotherapie. Ich konnte nicht mehr richtig gehen, mit meinem rechten Fuß schlurfte ich nur mehr über den Boden.

13. Juli 2000
Mein Kampf gegen den Beutel

Wie ein Mann, der sich nicht mehr abwimmeln lässt und der jetzt um alles oder nichts kämpft, stand ich am 13. Juli im Wartezimmer von Professor Siedek.

Es war ein herrlicher Tag. Die Sonne schien. Ich fühlte mich trotz der gerade überstandenen Strahlentherapie gut.

Denn begonnen hatte ich den Tag mit einem längst fälligen Besuch bei meinem Zahnarzt Dr. Jürgen Plaßmann. Ich war schon morgens um 8.00 Uhr bei ihm und ließ mir erst mal die Zähne wieder gründlich sauber machen.

Während der Chemotherapie war mir der Zahnarzt verboten worden. Zu leicht hätte durch eine Zahnbehandlung eine Infektion entstehen können. Ein bisschen Zahnfleischbluten hätte genügt.

Egal: Heute war mein Tag.

Punkt 16.00 Uhr wurde ich in Professor Siedeks Sprechzimmer geführt.

»So, Herr Professor, Sie wissen, was jetzt ansteht. Sie haben ein Versprechen einzulösen. Sie verlegen mir jetzt meinen Darm zurück.«

»Aber lieber Herr Lesch«, begann der Professor. »Nun mal nicht so schnell. Sie haben doch gerade erst Ihre Strahlentherapie hinter sich.«

»Herr Professor Siedek, ich werde mit diesem Beutel seit Monaten hingehalten. Herr Professor, jetzt wird operiert.«

»Ja, dann lassen Sie mal sehen«, meinte er und schaute sich meine Befunde an. »Also Ihre Blutwerte sind ja nicht gerade besonders lustig.«

»Lustig hin, lustig her. Der Beutel kommt weg.«

»Also, wenn ich es mir noch mal überlege ...«

»Da gibt es nur eine Überlegung, Herr Professor: Operation!«

»Nun gut ... ich denke ... ich denke, wir können es wirklich riskieren.«

»Wann?«, frage ich.

Professor Siedek blickte auf seinen Kalender.

»Also, dann kommen Sie am Montag. Und dann operieren wir am Dienstag, den 18. Juli.«

Tagebucheintrag Christina

Michael kommt völlig aufgekratzt nach Hause. Er hat Professor Siedek tatsächlich die schnelle Rückverlegung seines Darms abgetrotzt. Ich kann ihn gut verstehen. Dieser Beutel hat ihn wirklich über die Monate hinweg so gequält.

Aber ich mache mir natürlich große Sorgen, weil Michael so schwach ist.

Er will diese Operation so schnell wie möglich, und wenn Michael etwas will, dann will er! Dann ist man gegen ihn machtlos.

Der alte Kampfgeist ist erwacht.

18. Juli 2000
Beutel weg, Zigaretten weg

Bin ich langsam verrückt geworden? Haben mich die Chemotherapie, die vielen Tabletten und die Strahlen wirklich um den Verstand gebracht? Will ich allen Ernstes wieder eine Narkose wagen? Wieder eine Operation?

Egal! Ich glaube, diesmal wäre ich wirklich Amok gelaufen, wenn da irgendeiner gesagt hätte: »Halt, Herr Lesch. Stopp. Wir warten noch mal einen Monat.«

Wie besprochen, ging ich am 17. Juli erneut ins Elisabeth-Krankenhaus. Wieder lag ich auf der chirurgischen Station von Professor Siedek. Wieder einmal wurden die üblichen Voruntersuchungen gemacht, Blutwerte und so weiter, also alles, was piekt und sticht.

Während ich den Fragebogen für den Anästhesisten ausfüllte, überkam mich eine freudige Erregung: Morgen also, endlich, nach einer halben Ewigkeit, nach Monaten der Isolation, der Erniedrigung, der Qual, der schlaflosen Nächte, sollte mein verhasster Feind beseitigt werden. Die wievielte Operation ist das jetzt eigentlich? Ich wusste es nicht mehr.

Allerdings war mir bewusst, dass ich ein hohes Risiko einging. Meine Entscheidung, mich so kurz nach der Chemotherapie und der Strahlenbehandlung wieder auf den Operationstisch zu legen, war alles andere als vernünftig. Diesmal durfte einfach nichts schief gehen.

Irgendwann am Nachmittag kam Christina vorbei. Sie brachte Post mit. Einer der Briefe kam aus Bad Griesbach, abgestempelt am 15. Juli.

Seit 1992 war ich jedes Jahr Gast beim großen Golf-Wohltätigkeitsturnier von Franz Beckenbauer in Bad Griesbach. In all den Jahren hatten sich viele Golffreundschaften entwickelt. Vorgestern hatte das Turnier zum ersten Mal seit neun Jahren ohne mich stattgefunden. Der Brief enthielt eine Karte mit mindestens 30 Unterschriften. Darauf stand: »Wir haben dich vermisst und hoffen, du bist nächstes Jahr wieder mit dabei!

Der 18. Juli war der Tag der Operation, der 18. Juli war der Tag, an dem wir mit dem Rauchen aufgehört haben. Christina hatte bis tief in die Nacht hinein nochmals Zigaretten nicht geraucht, nein, geradezu gefressen.

Für mich war es ein bisschen einfacher, weil ich ja operiert wurde. Aber kaum war ich aus der Narkose erwacht, kaum fühlte ich, dass ich diesen Scheiß-Beutel nicht mehr an meiner Hüfte hatte, schon taumelte ich im Bademantel zu meinem Sakko.

Und was machte ich? Richtig. Ich ging auf den Balkon und zündete mir einen dieser Glimmstengel an. Der erste Zug schmeckte so abscheulich, dass ich dachte: »Michael, jetzt hast du so viel überstanden. Da wirst du dich doch auch noch von diesen blöden Zigaretten trennen können.«

Und in hohem Bogen schmiss ich die Zigarette weg. Und war bis zum 28. Dezember Nichtraucher. Da hatte ich einen kleinen Rückfall. Bei meiner Hochzeit!

31. Juli 2000
Kein Krebs mehr, keine Kraft mehr

Was nicht okay war, das war mein Heilungsprozess.

Die Rückverlegung des Darms war operativ bestens verlaufen, und auch die Wundheilung verlief gut. Dass etwas anderes nicht gut lief, merkte ich am Donnerstag, zwei Tage nach der Operation: Plötzlich wurde mein rechter Arm ganz dick. Er hatte Wasser gezogen. Außerdem bekam ich hohes Fieber.

Ich hatte eine Lungenentzündung!

Über all die vergangenen Monate hinweg war es eine große Sorge der Ärzte gewesen, dass ich irgendwie und irgendwo einen Infekt bekommen würde.

Nun, quasi auf der Zielgeraden, erwischte es mich. Mein geschundenes Immunsystem konnte keinen Widerstand mehr leisten. Ich bekam eine so genannte »Bettlungenentzündung«, hervorgerufen durch das lange Liegen. »Schon komisch«, dachte ich, »alles fing mit einer Lungenentzündung an, und zum Schluss der ganzen Geschichte fängst du dir wieder eine ein.«

Man behandelte mich mit einem Antibiotikum, und so wurde ein zehntägiger Krankenhausaufenthalt daraus. Erst am 28. Juli durfte und konnte ich endlich nach Hause.

Nie in meinem ganzen 44-jährigen Leben war ich so kaputt, so schwach. Ich hatte Wasser in beiden Beinen, ich hatte Wasser im rechten Arm, mein rechter Fuß lahmte. Meine Blutwerte waren nach wie vor eine Katastrophe.

Da ging langsam nichts mehr.

Was ich jetzt brauchte, war eine gute Rehabilitationsklinik.

Der Zufall half mir weiter.

Ein Golf-Freund, der um meinen Zustand wusste, rief mich an und empfahl mir eine Reha-Klinik im niederbayerischen Bad Griesbach, die St.-Wolfgang-Klinik.

Ich rief meinen Freund Alois Hartl an.

Alois Hartl ist so etwas wie die graue Eminenz von Bad Griesbach. Er hatte die Vision, Golf für jedermann in Deutschland zugänglich zu machen. Deshalb baute er in Bad Griesbach die größte Golfschule Deutschlands, das Golfodrom, und nacheinander vier 18-Loch-Plätze. Zwei weitere entstehen gerade.

»Alois, die St.-Wolfgang-Klinik bei euch. Ist die wirklich so gut?«

»Michael, komm sofort her. Wir bringen dich hier schon wieder auf Vordermann. Die Klinik ist super, das kann ich dir garantieren. Der Chefarzt, Dr. Philippi, spielt auch Golf. Ist ein Freund von mir.«

Und so hatte ich die Hoffnung: Irgendwann wirst du nicht mehr watscheln, mit deinem rechten Fuß schlurfen, Wasser in Armen und Beinen haben – bald, mein Junge, wirst du wieder Golf spielen.

Tagebucheintrag Christina

Die hoffentlich letzte Operation liegt hinter Michael! Gott sei Dank ist alles ohne Komplikationen verlaufen, bis auf die leidige Lungenentzündung.

Wir rauchen nicht mehr. Ich habe keine Probleme damit, es fällt mir leichter, als ich dachte.

Ich kann es immer noch nicht so richtig glauben. Soll die Zeit des Leids und der Sorgen, soll das Jahr der nicht enden wollenden Entbehrungen und Schmerzen endlich zu Ende gehen?

Ich könnte vor Glück die ganze Welt umarmen!

AUGUST 2000

2. August 2000
Ab in den Süden

Also rief ich den Chefarzt Dr. Helmut Philippi in der St.-Wolfgang-Klinik in Bad Griesbach an.

»Herr Lesch, kommen Sie, wann Sie können«, sagte er am Telefon zu mir. »Wir werden Sie schon aufpäppeln.«

Ich verstaute meine Golfsachen und meinen Koffer in meinem Wagen – und dann legte ich die Strecke von 750 Kilometern zwischen Köln und Bad Griesbach in ziemlich genau fünf Stunden zurück. Mit anderen Worten: Ich habe richtig Gas gegeben!

Am 5. August, einem Samstag, checkte ich in die St.-Wolfgang-Klinik ein. Am Montag hatte ich die erste Untersuchung bei Dr. Philippi.

Der setzte mich auf ein Belastungsergometer, zwei Minuten 25 Watt, zwei Minuten 50 Watt, zwei Minuten 75 Watt, zwei Minuten 100 Watt, aber da war meine Herzpulsfrequenz schon bei 174 Schlägen.

Daraufhin meinte Dr. Philippi: »Herr Lesch, ich glaube, Sie haben ein Problem.«

Ich sagte: »Was glauben Sie denn, Herr Doktor, warum ich hier bin? Ich hab mehr als ein Problem.«

Und von diesem Moment an haben wir uns bestens verstanden und sind bis heute befreundet.

Er verordnete mir nun das ganze Programm: von Wassergymnastik bis Physiotherapie, von behutsamen Belastungsintervallen bis Muskelaufbau, von Vitamin- und Eiweiß-Infusionen bis Lymphdrainagen.

Den Port hatte ich immer noch in meiner Brust.

Warum?

Weil ich Realist blieb.

Professor Müller hatte bei der letzten Strahlentherapie gesagt: »Herr Lesch, der Krebs ist zwar weg, und nach menschlichem Ermessen kommt er nicht wieder. Davon bin ich fest überzeugt. Aber natürlich gibt es keine Garantie.«

Deshalb wollte ich diesen Port noch drinlassen. Aus zwei Gründen: Sollte der Krebs zurückkommen, gab es weiterhin einen problemlosen Zugang für eine eventuelle weitere Chemotherapie. Zweitens waren meine Venen ja immer noch kaputt. So bekam ich jetzt eben Mineralstoffe, Vitamincocktails und anderes schmerzfrei per Port.

Tagebucheintrag Christina

Michael kann es kaum erwarten, nach Bad Griesbach zu kommen. Einerseits sicherlich, um schnellstmöglich die Therapie in der St.-Wolfgang-Klinik anzutreten, aber die Aussicht, bald in einem milden Klima auf den tollen Plätzen in Bad Griesbach in das Abendrot hinein eine gute Kugel zu schlagen, das verleiht meinen Liebling geradezu Flügel. Und ich gönne es ihm von Herzen.

Michaels Mutter ist entsetzt und voller Angst, als sie hört, dass ihr Sohn mit dem Auto fahren will. Allein. Ohne Begleitung.

Aber ich kann ihr klar machen: Der erste Schritt der anstehenden Therapie in der St.-Wolfgang-Klinik ist sein Wille: Das schaffe ich. Und ich schaffe es wieder allein.

Die Fahrt ist der erste Schritt in seine wiedergewonnene Eigenständigkeit.

11. August 2000
Endlich wieder Golf spielen

Die Therapie fing am 7. August an und am 11. August um 15.00 Uhr stand ich nach einem Jahr Golf-Entzug auf der Driving-Range in Bad Griesbach.

Am 11. August tue ich das, worauf ich mich ein Jahr gefreut habe: endlich wieder Golf spielen.

Ich stehe auf der Driving-Range. Was ist das für ein Gefühl? Ein geiles Gefühl, ein wunderschönes Gefühl. Es ist wunderbares Wetter – ich darf endlich wieder in der Sonne stehen. Ich habe meine gelbe Schirmmütze auf. Mein Markenzeichen.

Und dann der erste Schlag! Die Kugel liegt vor mir. Ja, dann wollen wir mal schauen, ob wir den kleinen weißen Ball noch treffen.

Da stand ich nun, haute die Bälle in die Luft – und dann sagte einer, der aussah wie ein Türke, aber urbayerisch sprach, ganz gelassen zu mir: »Also, dein Schwung ist ja eine echte Katastrophe … aber wie du da unten an den Ball kommst … das macht mir Hoffnung.« Hinter mir stand mein neuer Trainer. Besorgt hatte ihn mir eine gute Fee, Theresa, eine langjährige Freundin aus Bad Griesbach.

Er heißt Cengiz Bölükbasi. Seine Name deutet auf eine türkische Abstammung hin, sein Dialekt aber weist ihn als gnadenlosen Bayern aus. Gegen ihn spricht sogar der »Bulle von Tölz« gepflegtes Hochdeutsch. Und wie ich mich mit meinem neuen Pro verstand – vom ersten Schlag an.

»Also, mein Freund, dann wollen wir mal schauen, dass wir das technisch besser hinkriegen.«

Und was soll ich sagen: Mein türkisch-bayerischer Lehrer hat mich schwungtechnisch verbessert.

28. August 2000
Weiße Bälle und das Venenkissen

Auf jede Stunde Golf habe ich mich gefreut.

Natürlich konnte ich noch keine neun oder 18 Löcher laufen. Dazu war ich noch zu schwach. Und so bekam ich eine Ausnahmegenehmigung, mit dem Cart über den Platz fahren zu dürfen.

Parallel absolvierte ich das Reha-Programm von Dr. Philippi. Doch es dauert schon verdammt lange, bis man wieder Kondition hat. Ich quälte mich jeden Tag auf diesem Ergometer-Fahrrad. Hob Gewichte, zog das ganze Programm von morgens bis abends durch.

Geduldig brachten Arthur, der Chef der Physiotherapeutischen Abteilung, und seine Mitarbeiter mich wieder auf Vordermann. Oft mussten sie mich geradezu von einem Gerät wegreißen – weil sich Michael natürlich sagte: »Ich will! Ich will! Ich will!« Worauf sie meinten: »Okay. Aber mach nicht zu viel! Sonst erreichst du genau das Gegenteil von dem, was wir wollen.«

So verging die erste Woche, so verging die zweite Woche, so verging die dritte Woche. Doch etwas blieb immer gleich: Abends, wenn ich beim Essen saß und dachte: »Das Wasser in den Beinen bist du jetzt los«, machte es »schwupp«, und das Wasser war zurück. Dick, unförmig und geschwollen waren meine Beine.

Deshalb musste ich auf einem Venenkissen schlafen. Die Beine wurden über Nacht immer hoch gelagert, damit das Wasser wieder zurückfließen konnte. Und das fünf Wochen lang.

Und – na logisch – meine Freunde, die Paparazzi, hatten mich auch wieder entdeckt. Die schossen mich jetzt in Bad

Griesbach genau so ab wie vor unserer Wohnung oder den Kliniken in Köln. Während ich meine ersten Sonnenbäder nahm – klick, das Foto war im Kasten. Egal. Denn ich durfte endlich wieder an die Sonne.

Am schönsten waren die Stunden auf dem Golfplatz. Ich hatte immer noch dicke Beine, aber ich spielte. Ich war immer noch sehr schwach und wackelig, aber ich gab nicht auf. Und langsam zeigten die ganzen physiotherapeutischen Maßnahmen, die Lymphdrainagen, die Vitamincocktails ihre Wirkung. Langsam baute ich mich selbst wieder auf, raffte mich hoch, begann wieder zu ahnen, was das denn bedeutet: wieder ein Leben ohne Schmerzen, ohne Krankheit, ohne Krebs.

Nach drei Wochen rief ich meine Krankenkasse an: »Ich tue alles, um so schnell wie möglich wieder arbeitsfähig zu sein, aber ich brauche noch etwas Zeit.«

Die Antwort: »Kein Problem, Herr Lesch. Wir wissen, wie hart Sie an sich arbeiten. Ihr Arzt hat uns bereits über Ihren aktuellen Genesungszustand informiert und eine Verlängerung Ihrer Reha beantragt.«

Vier Wochen sollte ich noch in Bad Griesbach bleiben – unterbrochen von einer Reise nach Hamburg zur Johannes-B.-Kerner-Show. Ich hatte ihm im Januar versprochen, dass ich, sollte ich den Krebs überleben, noch einmal in seine Sendung käme. Zumal ich auch langsam wieder anfangen wollte, mich zurückzumelden.

Zurück in den Beruf, zurück ins Leben!

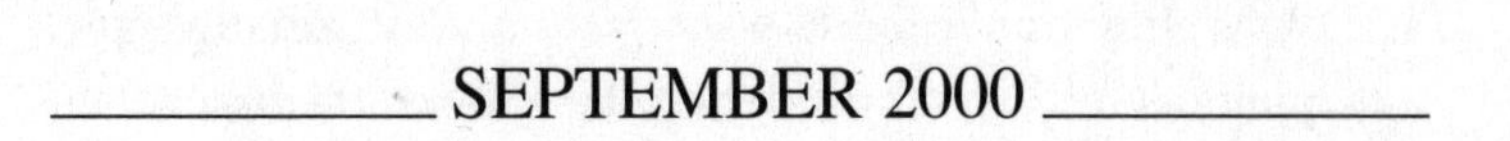

SEPTEMBER 2000

7. September 2000
Zurück ins Fernsehen

Anfang September besuchte Christina mich in Bad Griesbach. Es ging mir schon viel besser, und als kleines Dankeschön lud ich das Team der Reha-Klinik zu einem Weißwurstessen ein.

Das Wetter war weiterhin sehr schön und Christina und ich spielten Golf, so oft es mein Reha-Programm zuließ.

Am 7. September fuhren wir mit dem Auto nach München und flogen von dort nach Hamburg zur Johannes-B.-Kerner-Show.

In Hamburg angekommen, auf der Fahrt zum Hotel, schossen mir alle möglichen Gedanken durch den Kopf: War es wirklich erst gerade sieben Monate her, dass ich mit Christina die gleiche Strecke gefahren bin?

Mir kam es vor wie eine Ewigkeit. Immer noch empfand ich diese Stadt als meine eigentliche Heimat. Alles wirkte so vertraut, so, als wäre ich nie wirklich weggezogen.

Mir fiel Harry Schulz ein, der Chef des »Lüttn Grill«, der besten Imbissbude Hamburgs. Sie lag um die Ecke von unserer Wohnung. Harry macht die besten Brathähnchen, die besten Pommes und ein fabelhaftes Zatziki, mit so viel Knoblauch drin, dass Fußgänger die Straßenseite wechselten. Harry hatte eine Dauerkarte beim FC St. Pauli, und ab und an ging ich mit ihm ins Stadion am Millerntor.

Jetzt kann ich wieder ins Stadion gehen, ohne Beutel und ohne Angst vor neuen Infektionen. Ich fliege durch die Gegend, fahre wieder mit dem Auto oder winke ein Taxi herbei, küsse Christina, rieche den Duft von Blumen, höre Musik, genieße ein gutes Essen und sehe die Sonne untergehen. Alles scheint so wie früher.

Und doch ist es gänzlich anders: Ich empfinde eine tiefe Dankbarkeit, ein neues Leben geschenkt bekommen zu haben.

Trotz der vielen Operationen, teilweise auf Leben und Tod, hatte ich nie wirklich das Gefühl gehabt, krank zu sein. Aber erst diese Erkrankung, der Krebs, machte mir klar, dass es nicht nur immer die anderen trifft. Irgendwie scheint es für jeden von uns völlig normal zu sein, abends schmerzfrei einzuschlafen und morgens gesund und voller Tatendurst aufzuwachen.

Nein. Gesundheit ist das größte Geschenk, das wir auf Erden bekommen können.

Viele Schauspieler sind abergläubisch, ich auch. Als ich am Abend in der Johannes-B.-Kerner-Show in der Kulisse stand und auf meinen Auftritt wartete, dachte ich: »Hoffentlich kommst du die Treppe unfallfrei runter.« Man musste nämlich eine ziemlich steile und lange Treppe heruntersteigen, um auf die Bühne zum Moderator zu gelangen.

»Wenn dir das gelingt, gelingt dir auch ein Comeback in deinem Beruf«, dachte ich mir.

Als Johannes B. Kerner mich ankündigte, setzte ein warmer und lang anhaltender Applaus ein, und mit jedem Schritt wurde ich sicherer.

Ich war zurück im Fernsehen!

Tagebucheintrag Christina

Wir unterbrechen die Reha in Bad Griesbach und fliegen nach Hamburg zur Johannes-B.-Kerner-Show.

Als hätte die Stadt gewusst, dass wir kommen, empfängt sie uns mit einem wunderbar milden und noch sommerlichen Klima. Wieder wohnen wir im Atlantic Hotel, und ich bleibe auch heute wieder auf unserem Hotelzimmer, während Michael in der Sendung ist. Ich schiebe wieder den großen Sessel an das Fenster, um den Blick auf die Alster zu genießen.

Wir werden später auch wieder bei »Giovanni«, unserem Lieblings-Italiener, zum Essen gehen. Alles wie vor ein paar Monaten.

Die Zeit dazwischen ist heute schon Vergangenheit. Michael ist gesund, und nichts ist wichtiger als das. Und die Normalität kehrt allmählich zurück.

Ich muss in diesem Augenblick an die Worte von Hans Werner denken: »Genieße die Zeit, denn du wirst Michael nie wieder so sehr für dich haben wie in der Zeit dieser Krankheit.«

Wie Recht er doch hat, unser Freund Hans Werner Neske.

Denn die Golftermine für das kommende Jahr werden bereits geplant. Und Anfragen, wann Michael wieder für berufliche Termine zur Verfügung steht, kommen auch schon.

Ich muss langsam Abschied nehmen von unserer Zweisamkeit.

22.00 Uhr. Es ist so weit. Die Sendung beginnt: »Meine Damen und Herren! Sie sehen die Johannes-B.-Kerner-Show und wir freuen uns ganz besonders, heute unter anderem Michael Lesch begrüßen zu dürfen. Er war im November 1999 an Morbus Hodgkin erkrankt. Im Januar 2000 war er bei uns und hat damals versprochen, wenn er den Krebs besiegt, wird er wiederkommen. Wir freuen uns, dass er heute hier ist.«

Ja, das Leben hat ihn wieder!

Brief von Wolfgang A. Steinke, Köln

Hallo, lieber Michael,
ich gratuliere dir zu deinem tollen Testergebnis – mit dem plastischen Kommentar eines deiner Ärzte: »Jetzt ist der Krebs »platt«. In dem Interview gab es von dir Aussagen, die mich sehr betroffen gemacht haben. Ich weiß nicht, ob ich deinen Mut und dein Durchhaltevermögen in diesen Situationen jemals in meinem Leben gehabt hätte.

Ich freue mich für dich von ganzem Herzen und wünsche dir ein langes Leben, erfüllt mit Gesundheit, Liebe, Glück, Harmonie, Zufriedenheit und Erfolg im privaten Bereich, im Beruf sowie in finanziellen Dingen.

Brief von Margarete H., Wien

Sehr geehrter Herr Lesch,
eine alte Verehrerin will Ihnen zu Ihrer Genesung alles Gute und viel Glück wünschen.

Leider habe ich 1964 meine Tochter verloren, sie hatte dieselbe Krankheit, doch damals gab es noch keine Hilfe; sie war 21 Jahre alt und hatte drei Monate vorher eine Tochter geboren.

25. September 2000
Nachuntersuchung

Endlich! Das Wasser verschwindet aus den Beinen und aus dem Arm. Auch meine Haare beginnen langsam wieder zu wachsen.

Ich hatte mich so an meinen Glatzkopf gewöhnt, dass ich jetzt mit dieser kleinen Behaarung, die immer weiter spross, gar nicht so viel anfangen konnte. Bis Christina sagte: »Nimm halt ein bisschen Gel und kämme dann alles zurück, dann hast du wenigstens so einen Hauch von Frisur.«

Am 22. September verließ ich Bad Griesbach und hatte etwa 70 Prozent meiner alten Leistungsfähigkeit erreicht.

Sieben Wochen hatte die Rehabilitation gedauert.

Ich rauchte nicht mehr. Das beschleunigte meine Regeneration ganz ungemein. Langsam passten auch meine Hosen wieder. Die Umstellung des Körpers auf Nichtrauchen ist ja in der Regel immer mit Gewichtszunahme verbunden.

Und dann kam der 25. September. Meine erste Nachsorge-Untersuchung.

Für mich war klar, dass ich die Nachsorge mit Professor Rolf-Peter Müller von der Uniklinik Köln durchziehen würde. Ich fühlte mich bei ihm einfach in den besten Händen.

Und wieder wurde ich durchgecheckt. Wieder wurde eine Computertomographie gemacht; ich wurde geröntgt; mein Blut wurde abgenommen. Alles, was die Medizin so für uns parat hat.

Und siehe da: Ich war okay! Der Krebs war und blieb weg! Und was gönnt man sich da – zur Belohnung? Ein bisschen Sonne, ein bisschen Golf, ein bisschen gutes Essen.

Am nächsten Morgen flogen Christina und ich auf Einladung von unserem lieben Freund Dr. Herbert Ebertz ins Dorint »Atlantic Palace« nach Agadir.

OKTOBER 2000

18. Oktober 2000
Von Agadir nach Sylt

Jeden Tag spielten wir 18 Loch. Ich gab noch einmal so richtig Gas, um auch körperlich wieder ganz fit zu werden.

Braun gebrannt und leider mit fünf Kilogramm zu viel auf den Hüften kehrten wir zurück ins mittlerweile herbstliche Deutschland.

Traditionell verbringen wir, wenn es eben geht, meinen Geburtstag auf Sylt. Christina hatte früher dort ein paar Jahre gelebt. Auch ich hatte als Teenager die Insel lieben gelernt.

Als wir abends mit dem Autozug nach Sylt übersetzten, sahen wir einen traumhaft schönen Sonnenuntergang.

»Lass uns morgen früh zeitig zum Golfplatz fahren und eine Runde spielen«, sagte Christina. Als wir am nächsten Tag aufwachten, lag über der Insel dichter Nebel.

»Egal«, sagte ich. »Lass uns trotzdem fahren. Der Nebel wird sich schon noch verziehen.«

Als wir gegen 8.00 Uhr ankamen, strahlte der Golfplatz eine gespenstische Atmosphäre aus. Alles war in dichte Nebelschwaden gehüllt, es waren keine Autos auf dem Parkplatz zu sehen und kein Mensch – außer uns – schien auf dem Gelände zu sein. Wir gingen in Richtung Starterhäuschen.

Plötzlich löste sich aus dem Nebel eine Gestalt und kam auf uns zu: »Sie wollen doch nicht etwa bei dem Wetter spielen?«, fragte uns eine bekannte Stimme. Es war Herr Sander, der Starter des Golfclubs. In derselben Sekunde erkannte er mich.

»Herr Lesch, ich freue mich so, Sie zu sehen. Wir alle haben mit Ihnen gezittert und die Daumen gedrückt. Wie geht es Ihnen?«

»Danke, Herr Sander«, erwiderte ich. »Ich bin wieder ganz gesund. Kein Wunder, wenn man eine so gute Krankenschwester an seiner Seite hat.«

»Das glaube ich Ihnen aufs Wort. Ich wünsche euch ein schönes Spiel!«

Es gibt sie wirklich, die große Familie der Golfer.

Und so schlugen wir ab, hinein in den Nebel, der sich erst im Laufe der Runde auflöste und Sonnenschein Platz machte: Trotzdem blieben wir während der ganzen Runde allein auf dem Platz. Wir werden beide dieses Erlebnis nie vergessen.

Abends feierten wir meinen Geburtstag in der »Sansibar«. Herbert Seckler, ihr Eigentümer, ist ein alter Freund von Christina. Dabei war auch unser Freund Dirk Ibsen, ein gebürtiger Sylter. Einige Liter Rotwein flossen durch unsere Kehlen und wie immer bei Herbert Seckler wurde es ein langer und gemütlicher Abend

Zwei Tage später verließen wir die Insel wieder. Es war ein kalter, grauer und nebelverhangener Herbsttag.

Auf der Überfahrt sprachen wir kaum ein Wort miteinander. Wir dachten an unseren Freund Uwe Carstensen.

Wir hatten gestern erfahren, dass Uwe ein Jahr zuvor plötzlich und unerwartet verstorben war. Wir kannten Uwe und seine Familie von einigen Wohltätigkeits-Golfturnieren her, bei denen wir ihn unterstützt hatten. Er war Präsident des Husumer Golfclubs gewesen und hatte uns in vielen Dingen sehr geholfen. Und so wunderte ich mich während meiner Krankheit, so gar nichts von ihm zu hören.

Jetzt wusste ich, warum …

Es war jetzt Mitte Oktober. Nicht einmal ein Jahr war vergangen, seit jener Diagnose im November 1999. Und es kamen auch schon die ersten Einladungen: zu Medientreffs, zu Interviews und eine ganz besondere Einladung nach Wien.

Brief von Magret Carstensen, Husum

Sehr geehrter Herr Lesch,
nachdem ich heute von einem Besuch auf Sylt zurückkomme, bei dem ich hörte, dass Sie von dem Ableben meines lieben Mannes Kenntnis nahmen, ist es mir ein Bedürfnis, Ihnen einige Zeilen zu schreiben.

Jeden Bericht in den Zeitungen über Ihren Gesundheitszustand in den vergangenen 18 Monaten haben wir »verschlungen«, und bei jeder positiven Nachricht haben wir uns für Sie gefreut und mit Ihnen gefühlt. Ganz besonders als die ersten Zeilen über die Teilnahme an Golfturnieren auftauchten haben wir gedacht: Jetzt hat er es geschafft! Bei befreundeten Ärzten haben Uwe und ich Erkundigungen eingeholt über die Art der Erkrankung, und waren somit in Gedanken immer bei Ihnen.

Im Mai des vergangenen Jahres hat Uwe einen Brief an Sie vorformuliert – es fiel ihm schwer – da er Krankheiten immer weit von sich schob. Er hat ihn nie abgeschickt, weil er meinte, noch immer nicht die richtigen Worte gefunden zu haben. »In Kladde« habe ich ihn immer noch in Verwahrung.

Am 6. Juni des vergangenen Jahres – er hatte einen halben Arbeitstag und einige schöne Golfstunden bei herrlichem Wetter erlebt – sind wir früh ins Bett gegangen, haben Rudi Carell gesehen – und dabei ist es geschehen, ein Sekunden-Herztod.

Dieser lebensfrohe, stets positive, sportliche und rundum gesunde Mann durfte nicht länger leben.

Ich möchte Sie nicht belasten mit unseren Gefühlen. Für Sie beginnt ein neues zweites Leben. Ich wünsche Ihnen von ganzem Herzen, dass Sie nach den sicherlich schweren Erlebnissen und Kämpfen ein »glückliches« und bewusstes Leben führen können.

Alles Gute, viel Liebe und diese tiefe innige Verbundenheit, die ich mit Uwe hatte, wünsche ich Ihnen beiden.

31. Oktober 2000
Eine rauschende Ballnacht

In Wien feierte der berühmte Karl Spiess, der Chef der »Lisa Film«, die so erfolgreiche Serien wie »Ein Schloss am Wörthersee« oder »Klinik unter Palmen« produziert hatte, sein 40-jähriges Berufsjubiläum. Karl Spiess hatte alles, was Rang und Namen hat, ins Wiener Rathaus eingeladen. Und so erlebten wir am 31. Oktober eines der schönsten und aufwändigsten Feste, zu denen wir jemals geladen waren. Die Feste von Karl Spiess sind legendär, aber diese Ballnacht übertraf wirklich alles.

Plötzlich stand ein launiger Wolfgang Rademann, der bekannte Produzent unter anderem vom »Traumschiff«, auf der Wiener Rathaus-Bühne und sagte vor der versammelten Truppe: »Jetzt seid mal ruhig da unten.«

Dann zeigte er in meine Richtung: »Ich denke, wir sind alle froh, jemanden wieder unter uns zu sehen – und das ist Michael Lesch!«

Da gab es einen Riesenapplaus, der mir schon, ehrlich gesagt, ein bisschen Gänsehaut bereitete. Worüber ich mich auch freute, war dann die Begegnung mit Helmut Ringelmann und seiner Frau Evelyn Opela, die spontan zu mir kamen und sagten: »Herr Lesch, wir freuen uns so sehr für Sie, dass Sie diesen Kampf gewonnen haben.« Und er fuhr fort: »Glauben Sie mir, wir werden etwas zusammen machen. Das verspreche ich Ihnen.«

Und Helmut Ringelmann hat sein Wort gehalten.

Tagebucheintrag Christina

Gestern Sylt, heute Wien.

Dort die dichten Nebel, die unbändige Nordsee, eine raue Herzlichkeit der Insulaner, aber leider auch die Nachricht vom plötzlichen Tod eines wunderbaren Mannes.

Hier und heute ein traumhaftes Fest im Wiener Rathaus. Vor vielen Jahren für Michael und für mich im wahrsten Sinne des Wortes wirklich ein Traum. Im Laufe der Jahre werden Einladungen dieser Art Normalität, aber niemals selbstverständlich. Beide Lebensformen miteinander verstrickt sind wunderbar.

Gestern noch stiefelte Michael neben mir mit dicker Wollmütze und rot gefrorener Nase, aber glücklichen Augen über den nebelverhangenen Golfplatz von Westerland.

Nun steht er neben mir und sieht umwerfend aus in seinem Smoking.

Hin und wieder zieht er genüsslich an einer Zigarre. Dafür schaue ich ihn strafend an, aber er zwinkert mir versöhnlich zu. Es geht ihm sichtlich gut, denn Wolfgang Rademann be-

denkt Michael in seiner Rede mit herzlichen Worten und Helmut Ringelmann, Produzent von TV-Serien wie zum Beispiel »Derrick«, »Siska« und »Der Alte«, will ihn für eine seiner Produktionen besetzen.

Ich sehe in seine glücklichen Augen, und wenn man mich fragen würde, warum Michael Lesch diese Krankheit und die damit verbundenen schweren Komplikationen überlebt hat, würde mir keine andere Antwort einfallen als diese eine: Er liebt das Leben, und das Leben liebt ihn.

NOVEMBER 2000

7. November 2000
Die Erinnerung

Direkt von Wien aus flogen Christina und ich nach Faro, Portugal, zu den Vila Vita Open, dem Golfturnier, bei dem ich seit Jahren hoffe, endlich einmal Bernhard Langer zugelost zu werden. Es ist das Golfturnier, bei dem ich im letzten Jahr den zweiten Platz belegte. Und es war das letzte Golfturnier, an dem ich teilnahm, bevor man meine Krankheit entdeckte.

Ich spielte nach einem Jahr Hölle besser Golf als vorher, denn dank Cengiz hatte ich mein Handicap von acht auf fünf heruntergespielt.

Wieder wurde ich Deutschlands Supergolfer Bernhard Langer nicht zugelost, aber aus seinen Händen nahm ich genau denselben Preis entgegen, den ich schon ein Jahr zuvor gewonnen hatte: das zweite Netto in der A-Klasse.

Als Bernhard Langer mir bei der Siegerehrung den Preis in die Hand drückte, konnte ich nicht anders und sagte: »Meine Damen und Herren, einige von ihnen kennen mich ja schon seit Jahren als Teilnehmer dieser Vila Vita Open. Ich möchte mich bei Ihnen bedanken für die Kraft, die Sie mir gegeben haben in diesem Jahr, weil ich hoffte, ich würde eines Tages wieder zurückkommen. Dass ich jetzt hier oben stehen darf und wieder den zweiten Preis in der Hand halte, ist ein Wunder. Anders kann ich das gar nicht ausdrücken.

Daraufhin gab es einen großen Beifall, den Bernhard Langer wahrscheinlich gar nicht so recht verstand. Woher sollte er auch wissen, dass ich Gebot eins erfüllt hatte – wieder gesund zu werden. Und woher sollte er auch wissen, dass ich heute Gebot zwei erfüllt hatte – wieder gut Golf zu spielen.

Und Gebot Nummer drei?

In der Dunkelheit gingen wir durch den Garten zurück in unser Hotelzimmer.

»Erinnerst du dich … vor einem Jahr … hier … als ich mit Ach und Krach nach Hause zurückfliegen konnte, um zu drehen. Und dann begann dieser Albtraum. Ich kann es kaum glauben. Und jetzt, ein Jahr später, sind wir wieder hier. Wir spielen Golf, und ich bekomme wieder aus den Händen von Bernhard Langer einen Preis.«

»Ja, Michael. Das alles ist wirklich kaum zu glauben.

»Und jetzt sollten wir endlich heiraten!«

»Heiraten?«

»Ja. Wir heiraten!«

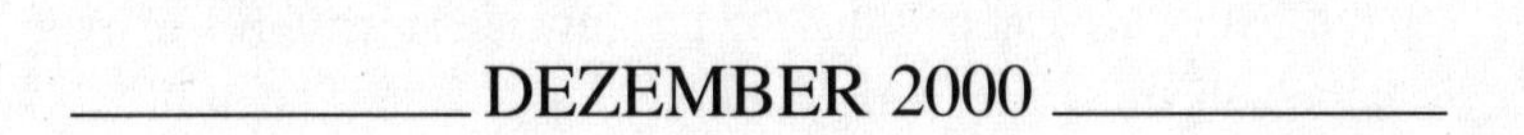

DEZEMBER 2000

28. Dezember 2000
Von der Hölle ins Paradies

Das Leben ist sein eigener Lehrmeister.

Die Liebe erst recht!

Das Jahr in der Hölle geht zu Ende.

Ich habe nur einen Wunsch: Ich möchte mich bei Christina bedanken. Ohne Christina könnte ich diese Zeilen nicht schreiben, ach was, ich würde gar nicht mehr leben.

Unglaublich, wie sie es aushielt, mit meiner Krankheit zu leben, Tag für Tag, Monat für Monat. Wie sie mir half, diesen Krebs zu besiegen.

Ich glaube, es ist nicht selbstverständlich, dass eine Frau so an der Seite eines Mannes steht. Es hätte ja durchaus sein können, dass ein Mensch in einer solchen Situation sagt: »Ja, eigentlich wollte ich ja sorgenfrei und unbeschwert durchs Leben an der Seite eines erfolgreichen Mannes gehen – und wenn das nicht mehr so ist, dann muss man sich halt trennen.«

Verdammt, ich hatte schon ein unverschämtes Glück, diese Frau vor über zehn Jahren – es war am 17. Dezember 1991 in dem Berliner Restaurant »Benedens« – getroffen zu haben!

Glück? Na ja. So kann man es auch ausdrücken.

Denn Christina hatte dem Glück ein wenig nachgeholfen. Sie lebte damals allein mit ihrer Mutter in Berlin. Sie sah mich eines Tages im Fernsehen und beschloss, mich kennen zu lernen.

Witzigerweise verkehrten wir beide bei »Benedens«, ohne einander vorher begegnet zu sein. Über eine Freundin, einer Journalistin, zog Christina Erkundigungen über mich ein, und dieselbe Freundin lockte mich dann unter einem Vorwand an diesem Abend in das Lokal.

Es war Liebe auf den ersten Blick!

Erst durch Christina bin ich zu dem Michael Lesch geworden, der ich heute bin. Ich habe in ihr die Partnerin gefunden, nach der ich mich immer gesehnt habe. Nie wird es uns auch nur eine Sekunde langweilig. Und das alles gepaart mit unendlich viel Humor. Wir haben unsere Zufriedenheit, unser Glück und unsere innere Ruhe gefunden.

Danach, glaube ich, sehnt sich jeder Mensch.

Zehn Jahre lang haben wir zusammengelebt – ohne Trauschein. In den zehn Jahren wurden in unserem Bekanntenkreis mehr Ehen geschieden als geschlossen.

Als wir uns in Berlin kennen lernten, hatte Christina auch nicht im Sinn, mit mir sofort eine große und lange Liebe anzufangen. Ich gefiel ihr eben. Sie wusste, dass ich nicht in einer festen Beziehung lebte.

Dass bei mir am ersten Abend sofort dieser gewaltige Blitz einschlug, das konnte sie nicht ahnen. Ich glaube, bei ihr hat es auch gefunkt an diesem Abend. Wir hatten einfach das Glück, uns genau zur richtigen Zeit, am richtigen Ort und in der richtigen Situation zu treffen.

Nie vergesse ich, wie ich noch Christinas Mutter kennen lernen konnte. Sie lag damals sterbenskrank in der Klinik. Aber es war Christina ein Bedürfnis, ihrer Mutter zu zeigen: »Schau, das ist der Mann, den ich liebe.«

In den Augen dieser Frau lag so viel Wärme und Milde, und dann nahm sie meine Hand und sagte: »Sie müssen mir eines versprechen: Sie müssen auf meine Tochter aufpassen.«

Ich habe gesagt: »Ich verspreche Ihnen, ich werde auf Ihre Tochter aufpassen.«

Und irgendwie haben wir das ja auch bis heute bestens hinbekommen.

Was jetzt noch fehlte, war einfach der Ring. Der Ehering.

Aber wo? Und wie? Und wann?

Solingen? Nein danke. Das nicht!

Bielefeld oder vielleicht doch Paderborn? Nein, danke. Das auch nicht.

Palm Beach? Nein. Das stand nicht mehr zur Diskussion, denn unser Freund Dirk Ibsen hatte mittlerweile sein Haus verkauft.

Eines Tages, während eines absoluten Tiefpunktes der Chemotherapie – es muss wohl im März gewesen sein, denn es ging mir bereits körperlich richtig schlecht, so schlecht, dass ich nur noch zitternd und mit größter Anstrengung eine Teetasse zum Mund führen konnte –, hatte ich mir im Fernsehen ein Golfturnier aus Hawaii angeschaut. Die Bilder zeigten wunderschöne Buchten, an denen sich grüne Fairways entlangschlängelten. Palmen bewegten sich im Wind und ich spürte geradezu den Geruch des nahen Ozeans. Kein Wunder, denn vor gut acht Jahren hatte ich auf diesem Platz selbst schon gespielt.

In diesem Augenblick hatte ich angefangen zu weinen.

»Ich werde nie mehr Golf spielen können.«

»Unsinn«, erwiderte Christina »Natürlich wirst du wieder Golf spielen. Wir beide werden wieder Golf spielen. Und wenn wir das Ganze hier durchgestanden haben, fliegen wir nach Casa de Campo und heiraten dort auf dem Golfplatz.«

Zweimal waren wir gemeinsam in der Dominikanischen Republik gewesen. Ich hatte dort Folgen für »Klinik unter Palmen« gedreht.

Die drehfreien Tage nutzten Christina und ich zu Ausflügen. Und so kamen wir nach Casa de Campo. Dort gibt es zwei 18-Loch-Golfplätze. Und der eine, »Teeth of the Dog«, gehört zu den 50 schönsten Golfplätzen der Welt. Er ist an die Klippen der karibischen See gemeißelt worden. Der Architekt dieses Golfplatzes, Pete Dye, hat sich selbst am siebten Loch ein wunderschönes Haus gebaut. Direkt dahinter liegt ein inmitten der karibischen See gebauter Championship-Abschlag. Von dort hat man einen freien Blick aufs Meer und Santa Catalina Island, eine winzige Insel, über der abends die Sonne glutrot versinkt.

Dort wollten wir heiraten.

Ich bin sicher, dass gerade diese Vision mir immer wieder Kraft gab weiterzumachen, diese furchtbaren Schmerzen tagtäglich zu ertragen. Ich glaube, dass Menschen Träume haben sollten. Aus diesen Träumen kann eine Kraft erwachsen, Widerstände und Krankheiten zu überwinden.

Anfang Dezember rief ich kurzerhand die deutsche Botschaft in Santo Domingo an. Am Telefon meldete sich eine Britta Petersohn. Ihr sind Christina und ich zu großem Dank verpflichtet.

Ich sagte am Telefon: »Entschuldigen Sie bitte, mein Name ist Michael Lesch, und ich hätte da ein paar Fragen.«

Und dann erzählte ich ihr von unserem Plan.

»Da muss ich erst mit der Botschafterin sprechen«, sagte Britta.

Und ich hatte Glück: Die Botschafterin kannte mich aus dem Fernsehen.

Tagebucheintrag Christina

Diese Aufzeichnung heute wird meine letzte sein, denn das Jahr, in dem wir durch das Fegefeuer der Eitelkeiten, der Tränen, Schmerzen und Ängste gehen mussten, ist vorbei. Michael ist vom Krebs befreit, und deshalb führe ich auch kein Tagebuch mehr.

Aber in den letzten zwölf Monaten war das nächtliche Schreiben meine Therapie, meine Stütze. Ich schließe nun dieses Tagebuch und wünsche mir, dass ich niemals wieder Eintragungen in ein neues Buch machen muss.

Heute habe ich heimlich ein Hochzeitskleid gekauft, ab heute schaue ich nur noch nach vorn. Wir werden am 28. Dezember auf dem Golfplatz in Casa de Campo heiraten.

Natürlich haben wir ein bisschen Glück gehabt, dass die deutsche Botschaft so fest in weiblichen Händen ist. Michael kann selbst am Telefon umwerfend charmant sein.

Und dann werden wir den Urlaub damit verbringen, dass wir nur noch golfen, golfen, golfen …

28. Dezember 2000
Die Hochzeit

Und dann flogen Christina und ich am 21. Dezember in die Dominikanische Republik.

Der ganze leidige Papierkram, die Beglaubigungen unserer Dokumente, die wir aus Deutschland mitgebracht hatten, die übersetzt werden mussten, internationale Ehefähigkeitszeugnisse – alles, wirklich alles lag in den Händen von Britta.

Und dann kam der 28. Dezember. Unser Hochzeitstag. Als Trauzeugen hatten wir uns Britta Petersohn und Christian Pantel, unseren Freund und Fotografen aus Hamburg, ausgesucht.

Natürlich spielten wir an diesem Morgen noch eine Runde Golf. Auf dem Platz, auf dem wir am Nachmittag um 17.00 Uhr heiraten würden. Als ich auf dem Abschlag stand, auf dem wir wenige Stunden später getraut werden sollten, wurde ich langsam ein wenig nervös.

»Hier also endet dein Junggesellenleben«, dachte ich.

Nachmittags gegen 15.00 Uhr musste ich dann das Hotelzimmer verlassen.

»Michael, das ist ein alter Brauch: Du darfst die Braut erst sehen, wenn du vor den Friedensrichter trittst.«

Ich verbrachte zusammen mit Christian, meinem Trauzeugen, die letzten zwei Stunden vor der Hochzeit in einem anderen Hotelzimmer. Ich zog meinen Smoking an und wurde langsam immer nervöser.

Ich sagte zu Christian, einem Kettenraucher: »Christian, gib mir einen Zug. Nur einen Zug.«

Das war mein zweiter Zug nach dem 18. Juli.

Als ich vor die Hoteltür trat, hatten die Jungs vom Golfplatz mein Elektrocart mit wunderschönen weißen Blumen dekoriert. Ich sah auch nicht übel aus. Die Haare waren ja wieder einigermaßen gewachsen. Ich hatte sie mir mit Gel zurückgekämmt. Dazu meinen Smoking. Plus Sonnenbrille. Al Pacino, der alte Mafioso, wäre bestimmt vor Neid erblasst.

Dann fuhr ich mit Christian zum achten Abschlag, wo der Friedensrichter und Britta schon warteten.

Doch wo, verdammt noch mal, blieb Christina?

Ich sah auf die Uhr: 17.00 Uhr, 17.05 Uhr, 17.10 Uhr, 17.15 Uhr. Ich wurde langsam, aber sicher verdammt nervös.

Und dann sah ich sie. In einem ebenfalls mit weißen Blumen dekorierten Cart kam sie an. In einem traumhaft schönen, champagnerfarbenen Brautkleid. Die Sonne fing langsam an, am Firmament glutrot unterzugehen. Im Gegenlicht sah man Santa Catalina Island. Das karibische Meer. Und eine Frau, die mir einfach den Atem nahm! So schön war Christina noch nie!

Wir traten vor den kleinen, mit weißen Blumen umrankten Tisch, hinter dem der Friedensrichter auf uns wartete. Er sprach natürlich Spanisch. Und ich weiß nur noch, dass ich immer »Si, si, si, si, si« sagte.

Und dann sagte auch Christina »Si.«

Es war ein bewegender Augenblick, es war einfach der schönste Augenblick in meinem Leben.

Danke, Christina!

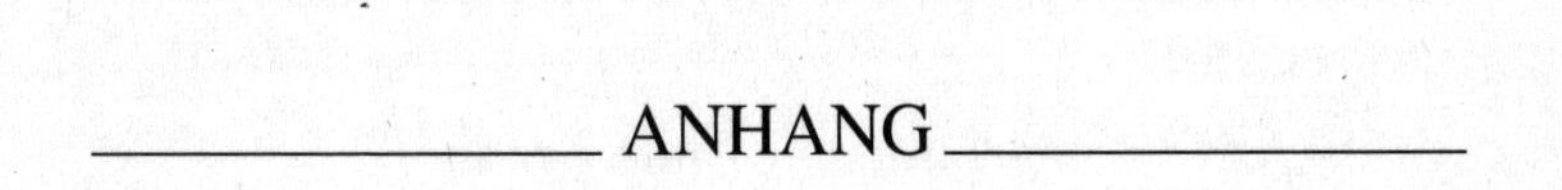

ANHANG

Hilfreiche Adressen

Das folgende Verzeichnis erhebt keinen Anspruch auf Vollständigkeit. Die genannten Institutionen können Betroffenen weiterhelfen. Die Adressen für die Bundesrepublik Deutschland sind nach Postleitzahlen geordnet. (Stand: 2002)

Tumorzentren und Informationsstellen

Charité Berlin
Schumannstraße 20-21
10117 Berlin
Onkologisches Beratungstelefon
0 30/28 02 53 77
Mo 14.00 – 16.00 Uhr

Verein Krebsnachsorge Braunschweig e.V.
Hagenmarkt 2
38100 Braunschweig
Tel.: 05 31/1 46 89
Fax: 05 31/12 47 85

Tumorzentrum Magdeburg
Med. Akademie Magdeburg, Innere Medizin
Leipziger Straße 44
39120 Magdeburg
Tel.: 03 91/67 32 66

Tumorzentrum Düsseldorf
Moorenstraße 5
40225 Düsseldorf
Tel.: 02 11/3 11 77 32

Westdeutsches Tumorzentrum Essen
Hufelandstraße 55
45122 Essen
Tel.: 02 01/72 30
Fax. 02 01/7 23 59 02
Internet: www.uni-essen.de/wtze

Krebsberatungsstelle des Tumorzentrums Münsterland e.V.
Gasselstiege 13
48159 Münster
Tel.: 02 51/52 33 38, 52 42 81
Fax: 02 51/52 25 85
E-Mail: krebsbrns@uni-muenster.de

Gesellschaft zur Förderung der ambulanten Krebstherapie
Engelbertstraße 42
50674 Köln
Tel.: 02 21/2 40 69 03

Tumorzentrum Köln
Joseph-Stelzmann-Straße 9
50924 Köln
Tel.: 02 21/4 78 50 01

Tumorzentrum Leverkusen
Klinkum Leverkusen GmbH
Dhünnberg 60
51375 Leverkusen
Tel.: 02 14/1 30

Tumorzentrum Aachen e.V. im Klinikum Aachen
Pauwelsstraße 20
52074 Aachen
Tel.: 02 41/80 89 16 41

Tumorzentrum Bonn e.V. an der Universitätsklinik Bonn
Sigmund-Freud-Straße 25
53105 Bonn
Tel.: 02 28/29 91 61
Internet: www.osp-bonn.de

Deutsche Krebshilfe e.V.
Thomas-Mann-Straße 40
53111 Bonn
Tel.: 02 28/72 99 00
Mo – Fr 9.00 – 17.00 Uhr
Fax: 02 28/7 29 90 11
E-Mail: deutsche@krebshilfe.de
Internet: www.krebshilfe.de

Härtefonds der Deutschen Krebshilfe e.V.
Thomas-Mann-Straße 40
53111 Bonn
Tel.: 02 28/72 99 00

Tumorzentrum Mainz Rheinland-Pfalz e.V.
Am Pulverturm 13
55101 Mainz
Tel.: 0 61 31/17 30 01
Fax: 0 61 31/17 66 07
E-Mail: winterka@mail.uni-mainz.de

Deutsche Krebsgesellschaft e.V.
Informations- und Beratungsservice
Hanauer Landstraße 194
60314 Frankfurt/Main
Tel.: 0 69/6 30 09 60
Mo, Mi, Fr. 10.00 – 12.00 Uhr
Di, Do 14.00 –16.00 Uhr
Fax: 0 69/63 00 96 66
E-Mail: beratung@krebsgesellschaft.de
Internet: www.krebsgesellschaft.de

Tumorzentrum Frankfurt
Theodor-Stern-Kai 7
60590 Frankfurt/Main
Tel.: 0 69/63 01 57 44
Fax: 0 69/63 01 73 73
E-Mail: tuz@em.uni-frankfurt.de
Internet: www.klinik.uni-frankfurt.de/ Tumorzentrum/home.htm

Onkologischer Schwerpunkt
HSK, Wiesbaden
Dr.-Horst-Schmidt-Kliniken
Ludwig-Erhard-Straße 100
65199 Wiesbaden
Tel.: 06 11/43 33 33

Tumorzentrum Homburg/Saar
66421 Homburg
Tel.: 0 68 41/16 74 31, 16 74 32
Fax: 0 68 41/16 74 96
Internet: www.med-rz.uni-sb.de/med-fak/skz/konsi-I.html

Krebsinformationsdienst (KID)
Deutsches Krebsforschungszentrum
Im Neuenheimer Feld 280
69120 Heidelberg
Tel.: 0 62 21/41 01 21
Mo – Fr 8.00 – 20.00 Uhr (18.00 – 20.00 Uhr auch in Türkisch)
Schmerztelefon: 0 62 21/42 20 00
Mo – Fr 13.00 – 17.00 Uhr
E-Mail: kid@dkfz-heidelberg.de
Internet: www.dkfz-heidelberg.de

Tumorzentrum Heidelberg/Mannheim
Im Neuenheimer Feld 110/105
69120 Heidelberg
Tel.: 0 62 21/4 72 64 51, 5 66 55 77, 5 66 55 78, 5 66 55 79
Fax: 0 62 21/56 50 94
Internet: www.dkft-Heidelberg.de/tzhdma/tzklinik.htm

Onkologischer Schwerpunkt Stuttgart e.V.
Rosenbergstraße 38
70176 Stuttgart
Tel.: 07 11/99 1 35 11
Fax: 07 11/99 1 35 10
Internet: www.osp-stuttgart.de/kontaktadr.htm

Interdisziplinäres Tumorzentrum Tübingen
Herrenbergerstraße 23
72070 Tübingen
Tel.: 0 70 71/2 98 52 35
Fax: 0 70 71/29 52 25
E-Mail: itz@med.uni-tuebingen.de
Internet: www.medizin.uni-tuebingen.de/itz

Tumorzentrum Freiburg
Hugstetter Straße 55
79106 Freiburg
Tel.: 07 61/2 70 33 02
Fax: 07 61/2 70 33 98
Hotline: 07 61/2 70 60 60
Internet: www.ukl.uni-freiburg.de/zentral/tumorzen/homede.html

Tumorzentrum München
Maistraße 11

80337 München
Tel.: 0 89/51 60 22 38
Fax: 0 89/51 60 47 87
Internet: www.krebsinfo.de/ki/empfehlung/mamma/homepage.html

Marianne-Strauß-Stiftung
Oettingenstraße 22
80538 München
Tel. 0 89/29 49 67

Tumorzentrum Augsburg
Strahlenklinik des Krankenhauszweckverbandes
Postfach 10 19 20
86156 Augsburg
Tel.: 08 21/4 00 20 80

Tumorzentrum Erlangen-Nürnberg
Carl-Thiersch-Straße 7
91052 Erlangen
Tel.: 0 91 31/8 53 92 90
Fax: 0 91 31/8 53 40 01
Internet: www.rrze. un 1-erlangen.de/tumorzentrum.de

Tumorzentrum Regensburg
Josef-Engert-Straße 9
93042 Regensburg
Tel.: 09 41/94 31 80 35
Fax: 09 41/9 43 18 02
E-Mail: zentruro.tumor@klinik.uni-regensburg.de
Internet: www.uni-
regensburg.de/Einrichtungen/Klinikum/Tumorzentrum/Haupt.htm

Tumor-Zentrum Passau
Bischof-Pilgrim-Straße 1
94032 Passau
Tel.: 08 51/53 00 23 71
Fax: 08 51/53 00 23 09

Tumorzentrum Würzburg
Medizinische Poliklinik
Klinikstraße 8
97070 Würzburg
Tel.: 09 31/2 01 70 22
Internet: www.uni-wuerzburg.de

Regionales Tumorzentrum Suhl e.V.
Albert-Schweitzer-Straße 2
98527 Suhl
Tel.: 0 36 81/35 61 24
Fax: 0 36 81/35 59 21
E-Mail: wackes@tumorzentrum-suhl.de
Internet: www.tumorzenum-suhl.de

Tumorzentrum Erfurt
Med. Akademie Erfurt
Nordhäuser Straße 74
99089 Erfurt
Tel.: 03 61/79 27 50, 79 28 52

Aktion Knochenmarkspende
CH-9006 St.Gallen
Krebstelefon: 00 41/(0) 3 13 70

Spezialkliniken

Krankenhaus Moabit
Abteilung für Naturheilkunde
Turmstraße 21
10559 Berlin
Tel.: 0 30/39 76 34 00

Filder-Klinik
Im Haberschlai 7
70794 Filderstadt-Bonlanden
Tel.: 07 11/7 70 30
Fax: 07 11/7 70 34 84

Klinik Oeschelbronn
Anthroposophisch-Internistisches Krankenhaus
Am Eichhof
75223 Niefern-Oeschelbronn
Tel.: 0 72 33/6 80
E-Mail: info@klinik-oeschelbronn.de
Internet: www.Klinik-Oeschelbronn.de

Krankenhaus für Naturheilwesen
Sanatoriumsplatz 2
81545 München
Tel.: 0 89/62 50 50
Fax: 0 89/62 50 54 60

Krebs bei Kindern

Hans-Rosenthal-Stiftung
Schnelle Hilfe in akuter Not e.V.
Postfach 45 04 04
12174 Berlin
Tel.: 0 30/7 72 43 55

Deutsche Kinderkrebshilfe
Thomas-Mann-Straße 40
Postfach 14 67
53111 Bonn
Tel.: 02 28/72 99 00
Fax: 02 28/7 29 90 11

Deutsche Kinderkrebsstiftung
Joachimstraße 20
53113 Bonn
Tel.: 02 28/9 13 94 30
Fax: 02 28/9 13 94 33

Deutsche Leukämie-Forschungshilfe
Aktion für krebskranke Kinder e.V. (DLFH)
Dachverband der regionalen Elterngruppen
Joachimstraße 20
53113 Bonn
Tel.: 02 28/9 13 94 30

Grace-Kelly-Vereinigung zur Unterstützung
Krebskranker Kinder und ihrer Familien e.V.
Wagnerstraße 7
75365 Calw-Heumaden
Tel.: 0 70 51/1 32 46
Fax: 0 70 51/1 32 46

Alternative Therapie

Gesellschaft für biologische Krebsabwehr
Postfach 10 25 49
69015 Heidelberg
Tel.: 0 62 21/13 80 20
Fax: 06 221/1 38 02 20
E-Mail: information@biokrebs.de
Internet: www.datadiwan.de

Gesellschaft Anthroposophischer Ärzte e.V.
Trossinger Straße 53
70619 Stuttgart
Tel.: 07 11/7 79 97 11

Zentralverband der Ärzte für Naturheilverfahren
Promenadenplatz 1
72250 Freudenstadt
Tel.: 0 74 41/91 85 80

Verein für Anthroposophisches Heilwesen e.V.
Johannes-Kepler-Straße 56
75378 Bad-Liebenzell-Unterlengenhardt
Tel.: 0 70 52/9 30 10

Alternative Krebskliniken/Ganzheitsmedizin

Von-Ardenne-Klinik für systemische Krebs-Mehrschritt-Therapie
Zeppelinstraße7
01324 Dresden
Tel.: 03 51/2 63 74 00

Veramed-Klinik am Wendelstein
Fachklinik für Tumorleiden, Innere Medizin und Reha
Mühlenstraße 60
83098 Brannenburg
Tel.: 0 80 34/30 20
Fax: 0 80 34/78 35
E-Mail: cancercare@veramed.de
Internet: www.veramed.de

TriNaturale Fachklinik für Naturheilverfahren
Bahnhofstraße 16
85635 Höhenkirchen
Tel: 0 81 02/89 30
Fax: 0 81 02/8 93 48
E-Mail: info@trinaturale.de
Internet: www.trinaturale.de

NaturaMed-Vital-Klinik GmbH
88339 Bad Waldsee
Badstraße 31
Tel.: 0 75 24/99 01 50

Fax: 0 75 24/99 02 33
E-Mail: NaturaMed.@tonline.de
Internet: www.naturamed.de

HG Naturklinik Michelrieth
Löwensteinstraße 15
97828 Marktheidenfeld
Tel.: 0 93 94/80 10
Fax: 0 93 94/80 13 10
E-Mail: info@naturklinik.com
Internet: www.naturklinik.com

Hufeland-Klinik für ganzheitliche immunbiologische Therapie
Löffelstelzer Straße 13
97980 Bad Mergentheim
Tel.: 0 79 31/53 60
Fax: 0 79 31/81 85
E-Mail: office@hufelandklinik.de
Internet: www.hufelandklinik.de

Tauberlandklinik für Ganzheitsmedizin und Naturheilverfahren
Erlenbachweg 20-22
97980 Bad Mergentheim
Tel.: 0 79 31/54 20
Fax: 0 79 31/54 23 66
E-Mail: info@tauberlandklinik.de
Internet: www.tauberland-klinik.de

Alternative Kiniken im deutschsprachigen Ausland:

Lukas-Klinik
CH-4144 Arlesheim
Brachmattstraße 19
Tel.: 00 41/6 17 06 71 71
Fax: 00 41/6 17 06 71 73
E-Mail: kontakt@lukasklinik.ch
Internet: www.lukasklinik.ch

Aeskulap-Klinik Dr. Brander
Zentrum für biologische Medizin
CH-6440 Brunnen
Tel: 00 41/4 18 25 47 47
Fax: 00 41/4 18 25 48 00

Psychologische Beratung

Psychosoziale Beratungsstelle für Krebskranke und Angehörige
Selbsthilfe Krebs e.V.
Albrecht-Achilles-Straße 65
10709 Berlin
Tel.: 0 30/89 40 90 40 (Betroffene)
Tel.: 0 30/8 93 54 (Angehörige)
Tel.: 0 30/89 41 19 49 (Hotline Krisen)

Deutsche Arbeitsgemeinschaft für Psychoonkologie e.V. (dapo)
Georgenstraße 14
49074 Osnabrück
Tel.: 05 41/3 38 66 24
Fax: 05 41/3 38 66 11

Deutsche Krebsgesellschaft
Psychosoziale Krebsberatungsstelle
Gartenstraße 6
60594 Frankfurt/Main
Tel.: 0 69/6 30 09 60
Fax: 0 69/63 91 30

Geschäftsstelle des Bundesverbandes Frauenselbsthilfe nach Krebs e.V.
B 6, 10/11
68159 Mannheim
Tel.: 06 21/2 80 65
Fax: 06 21/15 48 77

Arbeitsgemeinschaft für Psychoonkologie in der Deutschen
Krebsgesellschaft e.V. (PSO)
Klinik für Tumorbiologie Psychosoziale Abteilung
Postfach 11 20
79011 Freiburg
Tel.: 07 61/2 06 22 20
Fax: 07 61/2 06 22 99

Psychoonkologischer Dienst Augsburg (PODA)
Zentralklinikum
Stenglinstraße 2
86156 Augsburg
Tel.: 08 21/4 00 21 20, 4 00 21 00

www.inkanet.de (Krebsinformationsnetz im Internet)
www.studien.de (Krebsstudien)
www.ukl.uni-freiburg.de/zentral/tumorzen/info2/krebs-webweiser.html (Der Krebs-Webweiser)
www.med.uni-giessen.de/isto/onkoserv.htm (Onkologischer Wegweiser durchs Internet)
www.tumorzentren.de (Arbeitsgemeinschaft der Tumorzentren in Deutschland. Links zu Tumorzentren, weitere Informationen zu Krebs)
www.uni-duesseldorf.de/NVWW/AWMF/awmfleit.htm (Leitlinien für Hämatologie und Onkologie)
www.dgo.de (Deutsche Gesellschaft für Onkologie e. V.)
www.med.uni-giessen.de/isto/onkoserv/stichwdt.htm (Adressen im Internet, sortiert nach Krebsart)
www.g-netz.de/Gesundheit-A-Z/Index-l-N/Krebs/krebs.shtml (Überblicksinformation zu Krebs, Anzeichen, Arten, Risikofaktoren, Untersuchungen, Therapie, Heilpflanzen etc.)
www.patientenliteratur.de/start.htm (Buchversand-Themen: Krebs, Rheuma)
www.krebshilfe.de (Online-Ratgeber zur richtigen Ernährung bei Krebs)
www.tpiweb.com/aktuell/99031203.htm (Infos zur Zerstörung von Lebermetastasen mit Laser-Hitzebehandlung)
www.clickfish.com/clickfish/guidearea/gesundheit/erkrankungen/krebsheilung (Leben mit Krebs: Informationen zur Selbsthilfe, Überwindung des Diagnose-Schocks, Erfahrungsberichte. Therapien, auch Mistel etc.)
www.info.imsd.uni-mainz.de/TUZ/adressen.htm (Weitere Links)
www.Presse-event.de (Informationsadressen zu Krebs für Bayern)
www.tuz-weser-ems.de/ links.html (Links zu wichtigen Websites der Onkologie)
www.meine-gesundheit.de krank/texte/krebs.htm (Obst und Gemüse gegen Krebs)
www.retinoblastom.de (Die Retinoblastom-Seite)
www.apotheker-notdienst.de (Apotheken-Notdienst, Kalender, zahlreiche weitere allgemeine Links)
www.hodenkrebs.de (Seite zu Hodentumoren)
www.hirntumor.net (mit weiteren Links zum Thema)
www.brustkrebs-berlin.de (alle wesentlichen allopathischen Aspekte zum Thema)
www.krebsliga-zurich.ch/texte/links.htm (Umfangreiche Links)
www.blankenheim.de/medizin/fal9.htm (Onkologie und Schmerztherapie. Sehr viele Links)
www.alc.de/hodgkin/leitfadn.htm (Seite zu Morbus Hodgkin)

www.netdoktor.de/thema/index.asp?mode=subject&subjectid=22 (Netdoktor-Informationen zu vielen Krebsarten)
www.br-online.de/wissenschaft/sprechstunde/991221.htm (Seite BR-Online zu »Sprechstunde« Thema Krebs – Stammzellen aus dem Blut. Nützliche Informationen und Links)
www.krebsinfo.de/homepage.html (Tumorzentrum München)